TRAITEMENT

DE LA

TUBERCULOSE

DEUXIÈME RELATION

DES

Expériences cliniques sur la guérison de la Tuberculose

[illegible]

à l'Hôpital général de Saint-Antoine de Porto et dans la Clinique Particulière

PAR LE

DÉPURATEUR HARVA

Badiane Phosphatée de Sued

PUISSANT MICROBICIDE ANTI-TUBERCULEUX

DE

J. L. ALVES QUINTELLA

[illegible]

MÉDICAMENT ANALYSE PAR LE LABORATOIRE MUNICIPAL DE PARIS SOUS LE NUMERO 444

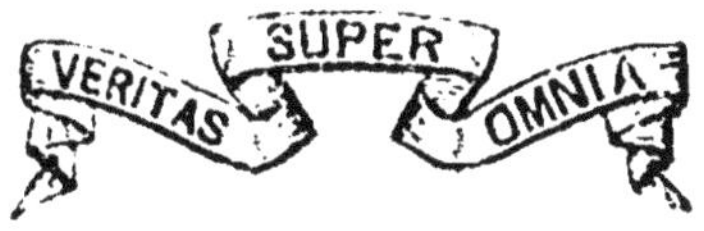

PARIS

L'ÉMANCIPATRICE (Imprimerie Typographique)

[illegible]

1902

TRAITEMENT

DE LA

TUBERCULOSE

DEUXIÈME RELATION

DES

Expériences cliniques sur la guérison de la Tuberculose

FAITES PENDANT LE COURT ESPACE DE 7 MOIS

à l'Hôpital général de Saint-Antoine de Porto et dans la Clinique Particulière

PAR LE

DÉPURATEUR HARVA

Badiane Phosphatée de Sued

PUISSANT MICROBICIDE ANTI-TUBERCULEUX

DE

J. L. ALVES QUINTELLA

Du Conseil de Sa Majesté
Médecin facultatif honoraire et clinique de l'Hôpital général de Saint-Antoine-de-Porto
Associé technique de la Ligue de Porto contre la tuberculose
Directeur du Dispensaire homœopathique de Porto
Associé, fondateur et clinique de l'Hôpital d'enfants « Maria Pia »
Distingué dans les Cours de Philosophie et Médecine
Récompensé dans diverses Expositions industrielles, nationales ou étrangères

MÉDICAMENT ANALYSÉ PAR LE LABORATOIRE MUNICIPAL DE PARIS SOUS LE NUMÉRO 444

PARIS

L'ÉMANCIPATRICE (Imprimerie Typographique)

3, Rue de Pondichéry, 3

1902

INTRODUCTION

La tuberculose a toujours été l'horrible spectre de l'humanité, triomphante en tous temps et en tous lieux, des régions septentrionales à l'équateur. Son terrible bacille se cache dans tous les coins, et étend insidieusement son œuvre partout, dans les auberges, les palais, les temples, les places, et jusque dans les campagnes. Les endroits élevés de 4 à 5 mille pieds au-dessus du niveau de la mer sont les seuls lieux qui, paraît-il, lui sont interdits, mais c'est là un triste refuge dont peu de malades peuvent profiter, et quand leurs ressources de fortune le leur permettent, malheureusement ils sont déjà touchés ou atteints mortellement, sans pouvoir, là même, échapper à sa terrible dévastation. La médecine a beaucoup travaillé pour combattre un si terrible ennemi, mais tant d'efforts, jusqu'à aujourd'hui sont restés vains. De même que le mineur ronge les entrailles de la terre, chercheur infatigable du filon désiré, de même, dans la pathologie microbienne, les travailleurs de la science médicale ont cherché sans cesse à découvrir l'antidote désiré de la tuberculose, qui pourrait tant enrichir la médecine au bénéfice de l'humanité. Tous pourtant se sont heurtés à de hautes murailles, sans pouvoir réussir à les déplacer, pour anéantir l'interrogation qui met un terme à un problème si difficile.

Cela pourtant n'a pas empêché que dans cette grande lutte de la vie contre la mort, tous continuent à s'employer avec la plus grande énergie possible, dans leur résolution.

La tuberculose **est guérissable,** *sur ce point on ne peut plus maintenant admettre de doutes : et elle est guérissable même spontanément, c'est-à-dire sans l'intervention de médicaments et simplement à l'aide de la triple alliance des trois préceptes d'hygiène : bon air, bonne alimentation et repos, disent les grands maîtres : Beunet, Dettweiller, Debove, Brehmer, Boulay, Jacoud, Daremberg, Robin, etc., disent aussi les résultats obtenus dans les sanatoriums, et démontre l'autopsie des cadavres, sur plus de 50 0/0 desquels on a trouvé des lésions anatomiques évidemment cicatrisées et de provenance* *tuberculeuse. Cela démontre aussi que la tuberculose est plus généralisée qu'on ne le pense, et que, en outre de la cure hygiénique ou rationnelle, que peu peuvent obtenir, il y a un autre élément très important qui protège aussi l'humanité : la résistance organique; mais malheureusement dans beaucoup d'individus, affaiblis par hérédité ou par les diverses causes de débilité, il y a d'autres éléments funestes qui se nomment : prédisposition; réceptivité morbide. C'est pour ceux-là spécialement que la médecine travaille, non seulement en étudiant la plus rigoureuse prophylaxie pour tous, mais aussi la médication la plus efficace pour les atteints.*

Des remèdes sans nombre apparaissent continuellement pour combattre une si terrible infirmité, et dans ce saint et grandiose concours, il y en a qui ont mérité la préférence pour le traitement de la tuberculose, et à cause de cela ils ont été classés en groupes suivant leur importance relative.

Nous aussi, nous avons osé concourir à cette grande recherche, ayant étudié pendant longtemps un agent thérapeutique qui pût mériter l'accueil du médecin et la reconnaissance du malade; et malgré notre humilité, le hasard, peut-être plus que l'étude, a voulu que nous venions à connaître une formule qui, par ses résultats dans la clinique, nous a convaincu aussitôt de sa grande importance, et de cette intime conviction sont nées les considérations suivantes :

Pas toujours les grands actes civils ni les grandes découvertes scientifiques ne sont émanés des hautes autorités : tout homme a le strict devoir, dans la mesure de son intelligence, de chercher la meilleure application de ses connaissances au profit de la société à laquelle il appartient : et combien souvent le bonheur les aide dans l'orientation modeste de leurs travaux! Le grand Koch, inspiré peut-être par l'immortelle découverte sérothérapique de Gener, a suivi le même système expérimental : mais ni lui ni ses élèves plus expérimentés, ne sont arrivés encore à résoudre le grand problème de la guérison de la tuberculose par la sérothérapie, quoiqu'ils aient cependant enrichi la médecine moderne de remarquables connaissances scientifiques. Dans ce labyrinthe d'idées nouvelles, les produits pharmaceutiques perdirent de leur crédit, voyant diminuer leur importance dans les maladies infectieuses, dirigeant leur attention spéciale seulement à la sérothérapie, et oubliant que ce fut et sera encore aux sciences naturelles, spécialement à la chimie et à la botanique que la médecine doit la richesse de ses trésors.

C'est avec ces éléments que nous avons dirigé nos travaux dans notre laboratoire et c'est seulement d'eux qu'a résulté notre badiane phosphatée, dont les effets thérapeutiques, aussitôt, dans la clinique, nous ont éclairé l'esprit par la rapide efficacité de son action curative dans tous les symptômes de la tuberculose. La diarrhée disparaissait en quelques heures, la toux diminuait, la fièvre baissait, et tous les malades se sentaient mieux comme par enchantement.

Quand les pouvoirs compétents auront reconnu cette vérité par la foi jurée de nos diplômes, et quand nous aurons la satisfaction de voir cette formule inscrite dans les formulaires officiels, nous relaterons alors la méthode qui a dirigé nos recherches expérimentales, et qui excitera beaucoup la curiosité.

Nous accomplissons pourtant le devoir de déclarer que d'aucune façon nous n'avons la folle prétention de supposer ou de faire croire que notre médicament est le dernier mot de la thérapeutique de la tuberculose, et nous faisons des vœux pour que tous s'appliquent à étudier quelque chose de meilleur ; mais pour le moment, parmi les médicaments que nous connaissons, aucun ne peut lutter avec celui-là.

Telle est notre conviction, bien qu'elle paraisse immodeste, fortifiée par notre expérience, par les nombreuses guérisons jusqu'à aujourd'hui réalisées, dont nous présentons quelques-unes dans cette relation, et par les appréciations de très distingués et loyaux collègues.

En terminant, nous devons dire que la Badiane Phosphatée de Sued *est infaillible au premier et au second degré, dans des conditions hygiéniques régulières, sauf accidents graves tels que hémorrhagies, maladies aigües pneumoniques, etc., et au troisième degré, la guérison est en raison inverse de la consomption fébrile et de l'extension des lésions.*

Nous affirmons que la Badiane de Sued, *sous son action directe et immédiate, tue les bacilles, parce qu'elle tue des organismes supérieurs, comme ceux pourvus d'une grande résistance vitale, qui vivent dans des liquides fortement acides où le bacille de la tuberculose ne peut résister ; cela arrive dans le liquide que nous appliquons au malade, qui est pour lui sans danger même à hautes doses; mais dans le sang, son action décisive reste encore hypothétique en vertu de sa dilution; toutefois nous croyons qu'elle modifie l'action virulente des bacilles, les mettant en état de sommeil ou d'indifférence morbide, et dans ce cas nous serions encore d'accord avec les idées les plus récentes sur la microbiologie nées des curieuses expériences des Charrin et Guilhemonat, présentées par Sabourin à l'Académie des Sciences médicales de Paris, où il se démontre que les microbes, quels qu'ils soient, sont indispensables à la vie, et d'où il se conclut naturellement que: l'antisepsie absolue est la préface de la mort, et que la vie animale devient singulièrement difficile sinon impossible dans un milieu stérilisé, c'est-à-dire sans microbes. Cela même encore est d'accord avec les théories microbiennes de Jacoud, où l'on voit que les microbes peuvent vivre pendant longtemps, comme éléments anatomiques normaux, et ne développer leur virulence que dans des conditions morbides spéciales du terrain où ils existent.*

Les analyses microscopiques du tissu fibreux des cavernes de tuberculeux, depuis longtemps cicatrisées, permettant que leur porteur ait été considéré comme absolument guéri, ont démontré encore l'existence de bacilles.

Par suite, il est naturel de conclure que le tuberculeux peut être guéri sans l'extermination absolue de ses bacilles. Comme le premier venu, vu que nous n'avons pas la prétention d'établir des théories, nous nous bornons rigoureusement et simplement à l'observation des faits, parce qu'ils n'admettent ni doutes ni discussions.

En très peu de temps la Badiane de Sued *a réalisé un nombre très important de guérisons. Nous devons de plus ajouter que certaines de ces cures se sont réalisées sur des individus qui, par leur position sociale, ne pouraient pas satisfaire aux préceptes d'hygiène les plus importants: bonne alimentation, air pur et repos.*

Dans notre première relation, nous avons pu présenter quelques légères notions sur l'étiologie, anatomie pathologique et symptomatique de quelques formes de la tuberculose, mais vu la nature de cet ouvrage, absolument pratique, et le peu d'espace dont nous disposons, nous éliminerons ces sujets, convaincus qu'ils ne font pas faute, parce qu'aux médecins nous ne pouvons pas donner des nouvelles théoriques, et aux malades de tels renseignements importent peu, quand ils confient leur vie aux mains des praticiens qui les traitent, et dont ils ne pourront jamais se passer, même en suivant ce traitement.

Pourtant, nous ne devons pas négliger quelques instructions générales sur l'hygiène, la prophylaxie, le régime et le traitement, parce que les premières doivent intéresser tout le monde, et la troisième est inhérente à cette médication.

INDICATIONS GÉNÉRALES

La badiane phosphatée de Sued n'est jamais incompatible avec aucun des agents thérapeutiques symptomatiques et auxiliaires prescrits par les systèmes médicaux quelconques; réunissant dans sa composition des substances médicales dépuratives, toniques et calmantes, elle peut profiter avec toute médication auxiliaire qui, avec elle, concourt au même but. Etant donné que dans cette formule tous les symptômes de la tuberculose sont prévus, elle ne pourra pas toujours les dominer uniformément, en vertu du grand principe de pathologie qu'il y a des malades et pas de maladies. C'est pour cette raison que dans les grandes hemoptisies on emploiera les hemostatiques, dans les sueurs copieuses l'atropine sulfurique et autres, dans les toux, diarrhées, douleurs thoraciques, etc., les opiats, les révulsifs, etc... L'état dyspeptique est une des plus graves complications de la tuberculose, qu'il est nécessaire de combattre à tout prix pour arriver à l'alimentation indispensable; les toniques sont là par conséquent tout indiqués. Nous avons retiré un grand profit du thé de mousse d'Islande qui, outre son efficacité traditionnelle dans la tuberculose, est un excellent stomachique et qui ne doit jamais être débarrassé de son principe amer.

On peut se passer des désinfectants du tube intestinal, benzonaphtol et autres, aussi bien que de tous les médicaments considérés comme antituberculeux, venadine, persadine, créosote et leurs alcaloïdes, etc., parce que la badiane phosphatée doit les remplacer dans tous les cas, ce qu'il est facile au médecin de vérifier, en expérimentant en quelque occasion que ce soit un flacon seulement de ce médicament et en faisant la comparaison de ses résultats en consultant l'opinion de ses malades.

L'état de grossesse, aussi bien que les périodes de la menstruation, ne contre-indiquent pas l'application de la « Badiane de Sued ». Et il ne peut pas y avoir de crainte d'accumulation médicamenteuse avec quelque autre traitement auxiliaire.

Traitement spécifique par la Badiane phosphatée de Sued

En quelque période que ce soit de cette maladie, on doit observer les indications suivantes relatives aux doses pour les différents âges :

Pour les enfants de trois à six ans : de une cuiller et demie à six cuillers à café (cuillers de 5 grammes) par jour, en proportion des âges.

Pour les enfants de moins de trois ans, il y a un médicament avec désignation spéciale sur les capsules des flacons.

De six à douze ans : de six à douze cuillers à café (de 5 grammes) par jour.

Pour les adultes : de trois à six cuillers à soupe (cuillers de 15 grammes) par jour, divisées toujours en trois doses dans les différents âges.

Les doses indiquées ci-dessus doivent être égales et administrées en trois fois, avec des intervalles de six heures, et éloignées des repas au moins d'une heure. Les malades peuvent augmenter graduellement leurs doses respectives, depuis le minimum jusqu'au maximum, suivant la tolérance gastro-intestinale. Pendant une heure avant, et après chaque dose, on ne doit ni manger ni boire.

Les doses pour les différents âges ne doivent être augmentées que si le malade n'a pas éprouvé de mieux avec les plus petites.

Note importante. — Les flacons doivent se garder dans un lieu frais, et bien bouchés, en remplaçant lorsqu'on les ouvre le bouchon abimé par un autre, et en ayant soin de faire bouillir ou de stériliser ce bouchon.

RÉGIME

On ne doit pas perdre de vue les trois grands préceptes indispensables pour la guérison rationnelle ou hygiénique de la tuberculose : alimentation, bon air et repos.

Tous sont très importants, mais l'alimentation est, à notre idée, le principal. C'est pour cette raison que tous les physiologistes insistent pour conseiller la super alimentation.

Le malade doit s'alimenter de toutes les manières et le plus possible. Avec le traitement par ce spécifique, la même indication persiste.

Le malade doit chercher à se nourrir le plus et le mieux qu'il lui est possible, répétant les repas, choisissant les aliments les plus agréables au palais dans les limites du régime. Le malade n'a pas toujours d'appétit, et dans ce cas on doit chercher une nourriture substantielle et de digestion facile, composée de pain, de viande fraîche, gibier, poisson frais, beurre, légumes, pommes de terre, riz, œufs, lait bouilli, farine de blé, farineux pour dessert, comme crême, tapioca, riz, confitures, etc..., fromage, pommes ou poires cuites; vin de table s'il n'y a pas ou s'il n'y a que peu de toux (le vin aggrave la toux), vins nutritifs ou de peptone (15 à 30 grammes), après les repas, huile de foie de morue, etc...

Les Allemands prescrivent six repas par jour aux tuberculeux; nous dirons qu'en dehors des trois repas, déjeuner, diner et souper, le malade doit s'alimenter dans les intervalles avec du lait, des œufs à la coque mélangés dans du lait ou du café, pain avec beurre, crème, tapioca, etc...

Le malade doit s'abstenir de fruits crus, de nourritures épicées, conserves, boissons alcooliques et stimulantes et de tous les aliments qui peuvent fatiguer l'estomac et troubler les digestions.

Dans les cas où il y a anorexie, ou peu d'appétit, si l'état gastrique le permet, en dehors des aliments indiqués auxquels on pourra recourir, on doit s'alimenter avec de la viande crue bien hachée et enveloppée dans des hosties, formant de petites boules ou pilules que l'on pourra prendre avec du bouillon, du thé, du lait ou même de l'eau pure pour faciliter la déglutition, en commençant par 60 à 100 grammes de viande à chaque repas, trois fois par jour, et augmentant la quantité jusqu'à ce que l'appétit augmente.

On ne doit pas oublier ce grand principe de diététique déjà indiqué par beaucoup et mentionné par Guérin : « Rien ne peut faire développer autant l'appétit que de manger ».

Avec ce traitement, on doit faire à quelque période de la maladie peu ou point usage des acides; et pendant une heure, avant et après le médicament, on ne doit ni manger ni boire.

Etant donné que la badiane phosphatée constitue à elle seule un puissant spécifique de la tuberculose, il est clair qu'il y aura des circonstances pathologiques ou des occurrences dans lesquelles parfois il y aura lieu de la suspendre, d'autres fois de l'aider par une médication appropriée. Les tuberculeux sont très sujets à des affections pulmonaires aigües, indépendantes des lésions spécifiques; et la maladie qui, jusqu'à un certain point, suit une marche régulière, peut, pour causes occasionnelles ou incidentes, s'aggraver, en présentant tout à coup une phase aigüe, dénoncée par l'aggravation de ses propres symptômes, spécialement par la fièvre et la toux. Dans ce cas, le médecin doit toujours intervenir pour diriger le traitement.

Il est inutile de dire que dans la tuberculose il y aura toujours d'autant plus d'avantages et de probabilités de guérison que la maladie sera moins proche de sa période finale, ou tuberculose chronique avec ulcères.

Tous savent combien il est difficile de guérir un ulcère en quelque endroit que ce soit du corps humain, même dans les parties qui sont protégées de l'action de l'air par des pansements chirurgicaux; que sera-ce avec des ulcères d'un organe aussi important que le poumon, laboratoire permanent, dont la fonction spéciale consiste à recevoir l'air et à le convertir en éléments indispensables à la vie! A cause de cela, nos malades, dont nous relatons les expériences cliniques, et qui présentaient des lésions pulmonaires, se sont améliorés tous des symptômes généraux, dans le court espace de temps pendant lequel ils ont été soumis au traitement par la badiane phosphatée; mais aussi, chez quelques-uns, ont persisté des lésions pulmonaires qui, à notre opinion, ne pourront se cicatriser que par un plus long traitement et à l'aide de bonnes conditions hygiéniques, et aussi certaines, comme dans la phtysie syphilitique, dont la guérison est difficile.

On ne peut par conséquent pas calculer le nombre de flacons de ce médicament que le malade aura besoin de prendre, ce nombre devant être d'autant plus grand que la maladie sera plus avancée; si les uns pourront se guérir avec trois ou quatre flacons, d'autres auront besoin de trente ou quarante. Le malade ne cessera de prendre le médicament que lorsqu'il se jugera guéri, c'est-à-dire quand tous les symptômes de sa maladie auront disparu.

Le pouvoir microbicide de la badiane phosphatée est tel que, dans son action directe dans le tube gastro-intestinal, il tue infailliblement tous les microbes qu'il y rencontre, comme il est bien démontré dans les cas (présentés exprès dans cette relation) de gastro-entérites ulcéreuses avec diarrhée et vomissements de sang, de longue date, et résistant au traitement ordinaire.

Dans les mêmes tuberculoses, un des premiers symptômes qui disparaissent est la diarrhée, même dans les entérites ulcérées, ce qui prouve l'action microbicide, rapide et énergique de la badiane phosphatée. Pour ces raisons, nous ne faisons pas difficulté de supposer que les fièvres malignes infectieuses, comme la fièvre typhoïde, la fièvre jaune et le choléra-morbus, dont les bacilles ont leur siège principal dans le tube gastro-intestinal, seraient efficacement combattues par ce puissant désinfectant.

Nota. — Nous pouvons toutefois assurer que rare sera le malade qui, dès le premier flacon, ne sentira pas une amélioration sensible.

HYGIÈNE

L'hygiène est le plus important complément de la cure de la tuberculose. Pour qu'un organisme arrive à s'affaiblir sous l'influence nuisible des agents pathologiques, agissant les uns comme causes prépondérantes, les autres comme causes déterminantes, au point de créer en lui la réceptivité morbide et l'infection propre, il faut parfois beaucoup de temps; et si la médication arrive à tuer le bacille ou à modifier sa virulence, qui à un moment donné est devenue active dans un terrain approprié, il est clair que, si le malade continue à rester sous l'influence des mêmes causes, jamais il ne pourra se relever pour se soustraire à la faiblesse dans laquelle il est tombé. Il est par conséquent indispensable que, non seulement pendant le traitement, mais encore pendant la convalescence, le malade se soustraie à l'influence de l'air vicié, de l'humidité, des excès de travail et de l'abus des boissons et aliments qui peuvent troubler ses fonctions digestives, fuyant le séjour des lieux de réunion ou d'accumulation, évitant les commotions morales fortes et ayant le plus grand souci et le plus grand soin de la propreté et de la désinfection de ses vêtements et de son habitation.

On doit désinfecter aussi les vases des déjections, aussi bien que le linge de couchage et d'habillement. On doit avoir des vases à part et ne pas dormir en commun; et il est de toute convenance que personne ne couche dans la même chambre.

Les personnes qui soignent ces malades doivent prendre toujours la précaution de se laver les mains avec une solution de sublimé ou avec des savons désinfectants, toutes les fois qu'elles ont touché le corps ou les objets à l'usage le plus fréquent des malades, ayant soin d'elles et de leurs vêtements au moyen de bains et de désinfection.

Les individus de quinze à trente-cinq ans sont éminemment exposés à la contagion de la tuberculose, même ceux qui ont un fort tempérament.

Le bacille tuberculeux peut demeurer actif pendant trois ans dans les habitations où il y a eu un malade, et par conséquent il y a nécessité absolue de les désinfecter aussitôt qu'elles sont inoccupées.

PROPHYLAXIE DE LA PHTYSIE

Il y a différentes manières d'introduction du microbe de la tuberculose dans notre organisme; la principale est la voie broncho-pulmonaire, par l'inhalation.

Les microbes, dont la résistance et la durée sont très grandes, proviennent spécialement des crachats, déjections, particules salivaires, etc... Un seul crachat, séché et réduit en poudre fine, répand dans l'air des milliers de microbes que, dans la plus grande tranquillité et avec la plus grande insouciance, nous respirons inconsciemment sans nous souvenir que nous respirons la mort.

Ce danger est si réel qu'aujourd'hui tous les hygiénistes proposent les mesures les plus rigoureuses de police hygiénique pour l'éviter; et c'est pour cela que quelques-uns même ont proposé de séquestrer absolument de la société les tuberculeux; cela cependant nous paraît bien inhumain et irréalisable, et nous croyons que l'on peut s'en dispenser et y remédier en grande partie par la propagande incessante des mesures hygiéniques conseillées aux malades et à leurs familles et renforcées par la police d'hygiène publique.

Il est nécessaire que le malade se convainque du péril qui le menace, lui et ceux qui l'entourent.

Quant à lui, le malade doit savoir qu'il peut se guérir de la maladie dont il s'agit; mais qu'en vertu de la résistance des agents qui l'ont causée, s'il n'a pas les précautions nécessaires que l'hygiène conseille, il reste toujours exposé dans le même milieu, à de nouvelles infections.

Quant à ceux qui l'entourent, pour qui il doit avoir plus ou moins d'affection, en dehors du sentiment naturel de charité, il ne doit jamais oublier le péril imminent et réel auquel il les expose. Par conséquent, il convient toujours d'éclairer le malade sur ses devoirs, et que ceux qui le gardent observent la plus grande vigilance et prennent les plus grands soins que l'on doit prendre dans de tels cas.

Le malade ne doit jamais cracher sur le parquet ou sur les murs, ni dans son mouchoir, serviette ou quelque objet où le crachat puisse être abandonné et sécher.

Chez lui, il doit toujours y avoir des crachoirs avec un peu de solution de sublimé corrosif à 2/1000.

Dans la rue, il doit aller muni de crachoirs portatifs de poche, très commodes, et d'un nettoyage facile, conseillés pour cet usage. Le crachoir de Dettweiller est un des meilleurs; il devrait y avoir sur ce sujet la plus grande vigilance de la police hygiénique.

Nous insistons sur ce point parce que c'est le crachat qui est le plus puissant agent de la contagion.

OBSERVATIONS CLINIQUES DE LA TUBERCULOSE et autres maladies traitées par la Badiane phosphatée de Sued, dans les hôpitaux et dans la clinique particulière.

1er CAS

Ulcère de l'estomac et affection rénale tuberculeuse

Ignacia (Rosa), fille de Jose (Joaquim) et de Ignacia (Rosa), 23 ans, célibataire, domestique, demeurant rue d'Alegria, n° 335, native de Braga.

Entrée à l'hôpital Saint-Antoine le 29 décembre 1900, salle 10, n° 1359.

Antécédents. — La mère est morte d'un cancer de l'utérus. Il y a trois mois qu'elle a commencé à souffrir des reins et des intestins, ressentant de grandes douleurs dans ces régions, avec des vomissements de sang fréquents.

Elle a été en traitement ordinaire jusqu'au 14 janvier sans résultat. Ce jour-là elle a commencé le traitement par la Badiane phosphatée de Sued.

Le 16. Les douleurs ont disparu; les vomissements ne se sont pas répétés.

Le 17. Vomissement blanc.

Le 19. Amélioration; il y a constipation.

Le 22. L'amélioration continue.

Le 28. Il n'y a ni douleurs ni vomissements.

Le 2 février. Elle se trouve bien, sans le plus petit malaise. Considérée guérie, elle obtient sa sortie. Guérie.

Cette malade a été examinée par le médecin qui l'avait soignée avant son entrée à l'hôpital, le Dr Manuel de Morães e Costa. Suit le certificat respectif : « Manuel de Morães e Costa, médecin-chirurgien de l'École de Porto : Je certifie que j'ai soigné pendant quelque temps, avant de la faire entrer à l'hôpital de la Miséricorde, la domestique Ignacia Rosa, pour une maladie que, par sa symptomatologie, j'ai diagnostiquée : « Gastrite ulcéreuse ». Parce que c'est la vérité et que cela m'est demandé, je délivre le présent, que je confirme sous serment. Porto, 8 février 1901. Manuel de Morães e Costa. »

2e CAS

Gastro-entérite ulcérée tuberculeuse

Guilhermina Teixeira, fille de Joaquim Jose Mesquita et de Engracia Teixeira, 28 ans, célibataire, journalière, demeurant rue de Camões, 174, Porto.

Entrée à l'hôpital de Saint-Antoine le 27 décembre 1900, salle 10, n° 1339.

Antécédents. — Il y a quatre ans qu'elle souffre de l'estomac et des intestins, de coliques violentes et de vomissements de sang. Son père est mort d'un cancer de l'estomac et sa mère phtysique.

Etat actuel. — Mêmes symptômes, amaigrissement extrême, diarrhée incoercible et fréquente, sueurs, fièvre 37°7 et dégoût. Il y a divers engorgements intestinaux. Il existe une fistule rectale dont elle a été opérée il y a un an dans cet hôpital. La prostration est extrême.

Elle a été jusqu'au 3 janvier en traitement ordinaire sans aucun résultat.

Elle est entrée ce jour en traitement par la badiane phosphatée : 3 doses, 1 cuilier à soupe chaque fois.

Le 5. Il y a encore de la diarrhée.

Le 6. Les vomissements se sont passés, les douleurs sont moins intenses, la diarrhée a diminué de fréquence.

Le 7. Moins de diarrhée; les coliques intestinales ont disparu; température 37°3 le matin et 37°7 le soir. (Voir graphique n° 1.)

Le 8. Mieux.

Le 10. La fièvre a monté à 38°. Est apparue une parotidite aigüe, qui est venue à suppurer, obligeant pour ce motif à interrompre le traitement spécifique par la badiane jusqu'au 20 janvier. Mais tous les symptômes gastro-intestinaux se sont maintenus meilleurs sans aggravation.

Le 21. La fièvre a tombé complètement, et on a rétabli le traitement par la badiane jusqu'au 17 février, où a été donnée la sortie. Guérie.

3e CAS

Tuberculose pulmonaire — 2e degré

Adelaide Soares, 22 ans, fille de Joao Antonio Soares et de Raimunda da Silva, célibataire, domestique, native de Porto, demeurant place du Corpo da Guarda, 23, à Porto.

Antécédents. — Le père est mort phtysique. Il y a cinq mois qu'elle souffre de la poitrine. Elle a eu des hemoptysies à différentes reprises, avec une toux fréquente, des douleurs dans la poitrine, et une grande fatigue au moindre exercice: de la leucorrhée depuis cinq mois.

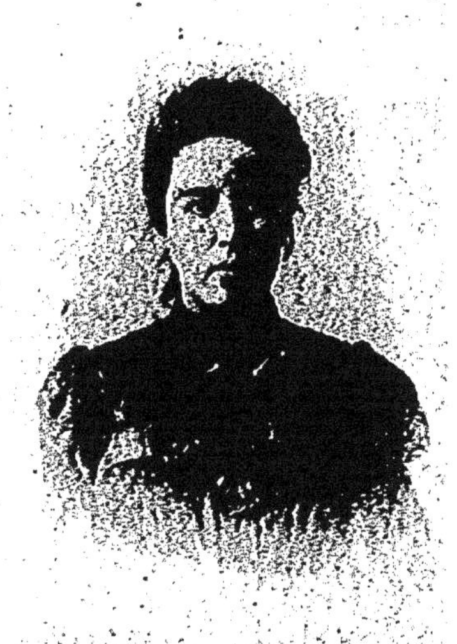

Adélaïde Soares

Analyse bactériologique n° 2287, faite le 3 février, positive, par la méthode de Ziehl et Nelsen.

Elle est entrée en traitement par la Badiane phosphatée le 1er février 1901 ; 3 doses, une cuiller à soupe à chaque dose.

Jusqu'au 18 février, tous les symptômes ont graduellement disparu.

L'analyse bactériologique n° 2954 n'a pas révélé l'existence de bacilles. L'état général est excellent. Elle obtient sa sortie. — Guérie.

4e CAS

Tuberculose pulmonaire — 2e degré

Maria José, fille de Jose Costa et de Maria Emilia Mello, 30 ans, veuve, domestique, rue de S. Braz, n° 170.

Entrée à l'hôpital de Saint-Antoine le 28 mars 1901, n° 1990, salle 10.

Antécédents. — La mère est morte phtysique; elle souffre de la poitrine depuis dix mois, ayant eu au commencement de cette maladie une hemoptysie abondante, et à diverses reprises des crachats avec du sang.

Etat actuel. — Dans le poumon gauche, il y a une exagération de murmure respiratoire au niveau de la fosse infra-scapulaire. Dans le droit des râles crépitants superficiels. Il y a beaucoup de toux avec expectoration de sang, plus fréquente le matin.

Analyse bactériologique n° 2 : 429, par la méthode de Ziehl et Nelsen positive.

Le 8 avril. Elle est beaucoup améliorée; la fièvre a tombé complètement, mais elle s'est enrhumée, et il y a un petit mouvement fébrile. Sont apparus quelques râles sifflants dans le poumon gauche. On interrompt le traitement par la badiane; elle prend de l'aconit et de la bryonne.

Le 9. Améliorée.

Le 11. La température est devenue normale. Il n'y a pas eu de toux ni de sueurs.

Le 12. Les râles sifflants ont disparu, comme ceux qu'il y avait précédemment, qui sont presque éteints.

Le 16. Elle se ressent encore du rhume, température 37°2, il apparait quelques crachats avec du sang.

Le 20. Crachats propres; la fièvre a diminué, elle se sent bien. L'analyse bactériologique 2 : 467 par la méthode de la première, négative.

Le 23. Elle se sent bien; elle demande à sortir, mais on ne le lui accorde pas encore, pour consolider la cure.

Le 25. Elle se sent bien; menstruée.

Le 26. Les poumons ne donnent aucun signe pathologique. Elle demande à sortir. Guérie.

A son entrée, elle pesait 40 kilos; à sa sortie, 40 kil. 600. (Voir le graphique n° 2.)

5e CAS

Tuberculose pulmonaire — 2e degré, traitée hors de l'hôpital

Arthur da Motta Moreira, 9 ans, fils de Francisco da Motta Moreira et de Candida Rosa da Gloria, natif de Porto, demeurant rue da Alegria, n° 539.

Antécédents. — Il a eu deux frères qui sont morts phtysiques, un de quatre ans et l'autre de deux ans. Il y a deux mois qu'il est malade, cela commençant par de la toux, des sueurs nocturnes, un peu de diarrhée, des vomissements et manque d'appétit.

Etat actuel. — Apparence extérieure : maigre, pâle, poitrine étroite, ongles mous.

Poumons. — A l'auscultation, il donne une respiration courte et fréquente, de légers râles sifflants dans les tiers supérieurs et moyens, spécialement dans le poumon gauche, signes d'infiltration granuleuse et d'exsudation muqueuse. La percussion donne un son sourd surtout dans le poumon gauche. La toux est fréquente et fatigante, avec des vomissements, des sueurs nocturnes abondantes; des douleurs de gorge, manque d'appétit, diarrhée et fièvre vespérale. Température à trois heures du soir, 37° 5.

A commencé aujourd'hui, 16 janvier 1901, le traitement par la badiane phosphatée : 3 cuillers à soupe par jour, en 3 doses, 1 cuiller à chaque dose.

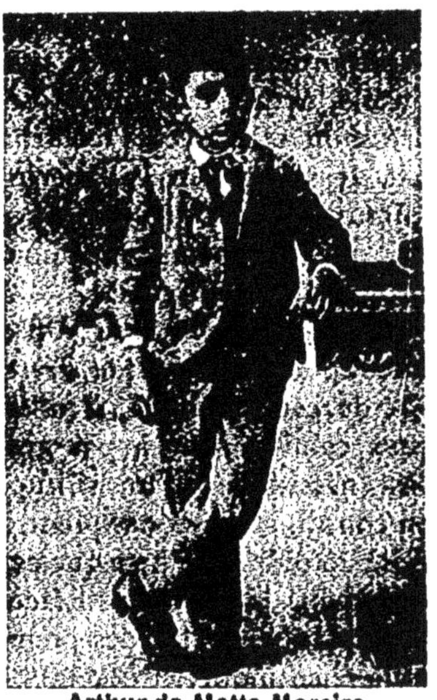
Arthur da Motta Moreira

Observations sur la marche de la maladie. — Le 21 janvier. Moins de toux, qui a diminué de fréquence le second jour du traitement; moins de sueurs. Il n'y a pas de vomissements; il y a de la constipation; les douleurs de la gorge sont passées, il y a plus d'appétit. Température à trois heures du soir : 37°.

Le 28. Très peu de toux; il n'y a pas de sueurs; assez d'appétit; phénomènes pulmonaires nuls. Température : 36°4.

Le 4 février. Le bien continue; l'amélioration de l'observation précédente se maintenant. Température : 36°.

Le 15. Tous les symptômes ont disparu; il prend un flacon de badiane de plus pour consolider son amélioration.

Le 28. Guéri. 42 jours de traitement.

Suit la copie d'une communication que le père de ce malade, reconnaissant de la guérison que son fils a obtenue, et encore désolé de la perte de deux enfants que la même maladie lui a enlevés, a fait publier dans divers journaux :

GUÉRISON DE LA TUBERCULOSE

Monsieur le Rédacteur,

Je vous demande la complaisance de publier cette lettre, ce dont je vous serai très reconnaissant :

« Francisco da Motta Moreira.

« *Monsieur le Conseiller*

Jose Luciano Alves Quintella,

« Je n'aurais jamais songé qu'ayant été soigné il y a seize ans pour une maladie de pustules de la peau par votre merveilleux dépuratif végétal (maladie qui m'affligeait tant depuis deux ans), j'aie encore aujourd'hui la satisfaction de vous remercier pour une très importante guérison de tuberculose pulmonaire réalisée sur mon fils, Arthur da Motta Moreira, en quarante-deux jours, avec votre saint et nouveau médicament, la Badiane phosphatée de Sued. Je sais que vous expérimentez ce grand remède dans les hôpitaux et avec beaucoup de malades particuliers, mais je sais aussi que, de même que mon fils, déjà beaucoup de malades sont complètement guéris.

« Mon fils avait beaucoup de toux avec des vomissements, beaucoup de sueurs et de fièvre nocturne, diarrhée et dégoûts. Déjà, de cette manière, il m'était mort deux autres fils, et je voyais celui-là aller à pas gigantesques par le même chemin. Il est nécessaire qu'un si important médicament soit de suite bien connu, et par conséquent, bien que vous ne l'ayez pas encore exposé au public, je juge que ce n'est pas une indiscrétion de ma part d'avoir la grande satisfaction, par devoir de reconnaissance et d'humanité, d'être des premiers à donner cette grande nouveauté scientifique.

« Excusez-moi, et croyez à mon éternelle gratitude

« De Votre Excellence,

« Reconnaissant et dévoué,

« Francisco da Motta Moreira. »

Porto, 9 mars 1901. — Rue d'Alegria, n° 539.

Copié dans le *Primeiro de Janeiro* du 10 mars 1901. — Communiqué n° 3 : 438.

Quelques cas de maladies graves non tuberculeuses traitées par la Badiane phosphatée dans les hôpitaux, pour montrer la grande et incontestable puissance microbicide de ce nouveau médicament.

6e CAS

Entérite chronique

Maria Antonia da Silva, 64 ans, fille de Manuel da Fonseca et de Maria dos Anjos, célibataire, journalière, native de Fontella, demeurant rue do Laranjal à Porto.

Entrée à l'hôpital Saint-Antoine le 14 mars, n° 1.914, salle 10.

Antécédents. — Il y a trois mois qu'elle souffre de douleurs de ventre, avec diarrhée de sang.

Entrée en traitement par la Badiane phosphatée le 14 mars 1901.

Le 18. Elle a eu moins de douleurs et moins de diarrhée.

Le 20. Diarrhée presque éteinte.

Le 22. Les douleurs d'estomac sont passées.

Le 1er avril. Les douleurs sont passées.

Le 2. Le bien continue.

Le 5. Les douleurs et la diarrhée sont passées.

Le 6. Elle demande à sortir. Guérie.

7e CAS

Entérite chronique

Maria de Jésus Nogueira, fille de Francisco Nogueira et de Joaquina de Jésus, 30 ans, célibataire, domestique, native de Bauças, demeurant à Mattosinhos.

Entrée à l'hôpital le 15 mars 1901, n° 1922, salle 10.

Antécédents. — Il y a deux mois qu'elle souffre de douleurs de ventre et de diarrhée.

Etat actuel. — Douleurs gastro-intestinales, pyrosis et diarrhée. Elle a été en traitement ordinaire jusqu'au 22 mars sans résultat, commençant ce jour-là l'usage de la Badiane phosphatée.

Le 6 avril. Il n'y a ni douleurs ni diarrhée depuis beaucoup de jours. Elle demande à sortir. Guérie.

8e CAS

Gastrite chronique

Maria-Augusta, fille de Manoel Souza et de Maria Lopes Portello, demeurant rue d'Alégria, 33, Porto.

Entrée à l'hôpital le 10 avril 1901, n° 2070, salle 10.

Il y a dix mois qu'elle souffre de douleurs dans l'estomac avec irradiation dans les côtes et dans le dos, avec contraction presque continue de la gorge. Il y a longtemps qu'elle se soigne, suivant les consultations de cet hôpital, se décidant à demander à y entrer pour n'avoir pas obtenu de résultat dehors.

Entrée en traitement par la Badiane phosphatée le 10 avril.

Le 12. Les douleurs d'estomac ont diminué.

Le 16. Les douleurs d'estomac et les autres symptômes ont disparu.

Le 18. L'amélioration continue, elle demande à sortir, elle sort guérie.

9e CAS

Bronchite catarrhale simple

Maria Villela, fille d'Alexandre Villela et de Louise Fernandes, 36 ans, célibataire, journalière, demeurant rue de Monte-Bello, 112, Porto.

Entrée à l'hôpital de Saint-Antoine le 5 avril, salle 10, sous le nº 2038.

Antécédents. — Le père est mort d'une maladie de poitrine. Pendant longtemps elle s'est traitée d'une maladie tuberculeuse, et il y a quelque temps qu'elle a commencé à souffrir de la poitrine, ressentant des douleurs, avec de la toux et des sueurs nocturnes. Les poumons dans un état normal. Analyse bactériologique négative. N'ayant depuis son entrée jusqu'au 13 avril obtenu aucun résultat par le traitement ordinaire, elle commença ce jour-là l'usage de la Badiane phosphatée.

Le 16. Les douleurs de la poitrine se sont adoucies, ainsi que la toux; il y a encore des sueurs nocturnes.

Le 17. Mieux.

Le 18. Les douleurs de poitrine et les sueurs ont disparu; il y a encore de la toux.

Le 20. La toux et les sueurs sont passées complètement.

Les douleurs de poitrine ont cessé le quatrième jour de l'usage de la Badiane. Elle a demandé à sortir. Guérie.

10e CAS

Gastro-entérite chronique

Anna da Silva, fille de Jose da Silva et de Maria de Jésus, 18 ans, célibataire, domestique, demeurant rue de Breyner, 7.

Entrée à l'hôpital Saint-Antoine le 11 avril 1901, salle 10, nº 2077.

Le 11. Il y a trois mois qu'elle souffre de l'estomac et des intestins; elle a des douleurs, des nausées, de l'anémie.

Le 18. Diarrhée, 8 déjections par jour, elle a des sueurs nocturnes. Depuis son entrée, elle n'a pas eu d'amélioration par le traitement ordinaire. Elle a commencé ce jour-là, 18, l'usage de la Badiane.

Le 20. La diarrhée est passée. Moins de toux.

Le 21. La diarrhée n'a pas reparu. Il y a encore quelques douleurs d'estomac.

Le 22. La diarrhée et les douleurs d'estomac sont passées.

Le 23. Amélioration.

Le 25. Il n'y a plus aucune douleur ni diarrhée. Elle demande à sortir. Guérie.

11e CAS

Phtysie — 2e degré

Le 11 mars 1901.

Abel Manços Araujo de Barros, 25 ans, célibataire, naturel de Villa Nova de Mohia, Ponte da Barca, demeurant à Porto, Largo do Correio Velho, 99.

Antécédents. — Dans la famille, il ne se sait pas qu'il y ait eu des précédents de tuberculose.

Il y a des mois qu'il a de la toux et un affaiblissement général. Il y a quinze jours que ses malaises se sont aggravés, ayant des douleurs dans la poitrine, des sueurs nocturnes, du dégoût et ayant maigri beaucoup.

Etat actuel. — Très pâle et maigre.

Poumons. — Commencement d'infiltration granuleuse, plus notable au sommet du poumon gauche.

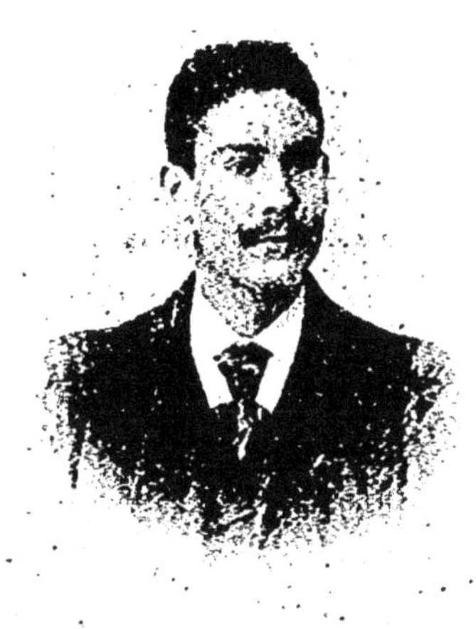

Abel Manços Araujo de Barros

Pouls : 102. — Température : 38°3. — Guéri.

Suit le communiqué :

GUÉRISON DE LA TUBERCULOSE EN 32 JOURS

TÉMOIGNAGE DE RECONNAISSANCE

« Je ne peux pas manquer de rendre publique ma plus vive.

sincère et impérissable reconnaissance pour l'éminent clinique Dr Jose Luciano Alves Quintella, pour le zèle, le soin et le désintéressement avec lesquels, sans me connaître, il m'a traité d'une opiniâtre maladie, la tuberculose. En observant les prescriptions de l'illustre homme de science, qui même m'a fourni gratuitement les médicaments, j'ai pu, dans le court délai de trente-deux jours, me rétablir complètement. Convaincu par suite de l'efficacité de sa préparation, la Badiane phosphatée, je considère comme un devoir sacré de la conseiller à toutes les personnes qui souffrent de la terrible maladie.

« J'ai été consulter le 11 mars. J'avais une toux sèche, aggravée depuis quinze jours, de la fièvre et des sueurs nocturnes, du dégoût, une grande faiblesse et des maux de tête. Beaucoup d'amaigrissement, des douleurs, enfin tous les symptômes d'une tuberculose grave.

« Il y avait quinze jours que je me soignais par la consultation de l'hôpital de Saint-Antoine, sans avoir obtenu aucun résultat, et au contraire avec du pire.

« J'ai commencé le traitement par la Badiane phosphatée du Dr Quintella le 12 mars et j'ai de suite éprouvé une amélioration. Sur le conseil de ce médecin, je changeai d'air, et je terminai mon traitement le 14 avril dernier, complètement guéri.

« Que le Dr Jose Luciano Alves Quintella accepte donc l'expression de mon remerciement sans fin.

« Abel Mançōs Araujo de Barros.

« Porto-Largo do Correio Velho, 99. — Le 4 mai 1901. »

(Publié dans le *Diario da Tarde* du 14 juin 1901 et dans divers autres journaux de Porto, Lisbonne et des provinces.)

12e CAS

11 mai.

Mme Maria da Luz Trigo Moutinho, 36 ans, épouse d'Eduardo Augusto de Moraes, naturel de Mogo de Malta, demeurant à Freixiel, district de Villa-Flor.

Antécédents. — Elle a eu deux frères qui sont morts tuberculeux. Elle souffre du foie depuis deux ans, et il y a quatre mois qu'elle a eu une toux sèche, beaucoup de faiblesse, de l'anorexie; elle a perdu son caractère gai, devenant mélancolique, et détestant les distractions. Elle a eu des sueurs nocturnes.

Etat actuel. — Apparence extérieure maigre et pâle, dénonçant une constitution faible.

Poumons. — Commencement d'infiltration granuleuse, dénoncée par le son sourd, la respiration difficile et courte, et l'hépatisation, spécialement au sommet du poumon gauche.

Elle a commencé son traitement le 11 mai et l'a terminé le 17 juin. Guérie.

Suit le communiqué du mari :

GUÉRISON DE LA TUBERCULOSE

« *A Monsieur le docteur Quintella.*

« Monsieur le Rédacteur de la *Voz Publica*,

« Je prends la liberté de vous demander de m'accorder une place dans votre journal pour que je puisse annoncer au public non seulement ma reconnaissance envers le Dr Quintella pour avoir sauvé mon épouse, mais aussi la grande valeur de son médicament, la Badiane phosphatée de Sued.

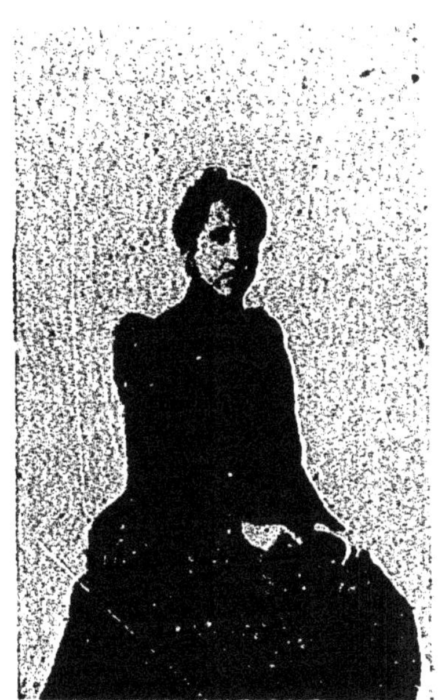

Mme Maria da Luz Trigo Moutinho

« Le 11 mai, je suis allé avec ma femme consulter M. le Dr Quintella sur son état, qui ne pouvait pas être plus lamentable, car depuis quatre mois elle ne quittait pas le lit, à cause de douleurs de la poitrine, dans les côtes et dans la tête, en plus des sueurs nocturnes, une fièvre continuelle, de la toux, un abattement et une prostration complètes, une maigreur de plus en plus sensible, consomption, enfin la santé perdue.

« Quant à l'appétit, nul. Ma pauvre femme ne mangeait rien, tout lui faisait horreur et la dégoûtait.

« Après avoir consulté M. le Dr Quintella, elle commença le traitement par la Badiane phosphatée de Sued, et elle en prit jusqu'à aujourd'hui trois flacons ; mais cela a suffi pour démontrer la miraculeuse découverte de l'illustre médecin portugais contre la tuberculose.

« Ce remède a donné à ma femme la santé, qu'elle avait perdue depuis longtemps, et tous ceux qui l'ont vue cadavérique et la jugeaient irrémédiablement perdue demeurent étonnés de sa résurrection.

« Il m'est impossible d'exprimer ce que tous sentent devant les effets surprenants du médicament de M. le Dr Quintella. Il ne peut pas y avoir d'exemple plus évident que celui de ma femme.

« De mon côté, c'est avec la plus grande satisfaction que je porte cette nouvelle au public, afin qu'il reconnaisse les résultats du remède et les vrais miracles qu'opère la Badiane phosphatée de Sued.

« Comme je ne peux pas manifester mieux d'une autre façon ma profonde reconnaissance à M. le Dr Quintella, je le fais par ce moyen et j'espère qu'il excusera mon audace et ma liberté.

« Eduardo Augusto de Morães.

« Freixiel, 17 juin 1901. »

(Publié dans les journaux *Norte* et *Voz Publica* du 29 juin et autres.)

Comme nous ne perdons pas de vue nos malades guéris, voici ce que nous dit M. Eduardo Augusto de Morães dans sa lettre du 12 décembre :

« Monsieur le Docteur,

« Avec, mon plus grand respect, je porte à votre connaissance que l'état de santé de ma femme est réellement admirable. Moi et les miens nous n'oublierons jamais votre nom. »

13e CAS

Le 11 mai.

José Francisco Gomes, 22 ans, marié, négociant, natif et résidant à Povoa.

Antécédents. — Le père est mort il y a un an et demi d'une tuberculose. Il se sent malade depuis février de cette année; faible, peu d'appétit, chaleur la nuit, sueurs nocturnes, toux avec impression pénible dans la gorge, qu'il n'a pas pu vaincre par un traitement continu par la méthode établie jusqu'à aujourd'hui; manque d'appétit. Il est très pâle, un peu maigre, la poitrine étroite, les ongles plats, le cou haut.

Etat actuel. — Poumons : présentent un son sourd dans la partie antérieure et postérieure, tiers médiane, où il sent des douleurs, respiration difficile, infiltration granuleuse, surtout dans le droit. Pouls : 100. Température : 38°5.

Il s'est amélioré graduellement et a terminé le 10 juillet. Guéri. A cette date, pouls : 90; température : 36°6.

Suit le remerciement :

GUÉRISON DE LA TUBERCULOSE

UNE LETTRE

« Monsieur le Conseiller J. L. Alves Quintella,

« C'est avec le plus grand plaisir que je prends la liberté de m'adresser dans ces termes à Votre Excellence pour lui communiquer les merveilleux résultats que j'ai obtenus avec votre Badiane phosphatée de Sued.

« Il y a quatre mois que je souffrais horriblement par suite des ravages causés par un rhume attrappé le 2 février; et je résolus de vous consulter le 11 mai, parce que je n'avais pas pu le vaincre par le traitement jusqu'alors établi.

« Je me sentais faible et pâle, comme vous l'avez constaté; j'avais de la toux, du manque d'appétit; fièvre 38°1/2, des sueurs nocturnes et des douleurs dans la poitrine et dans les côtes.

« Enfin tous les symptômes d'une tuberculose pulmonaire.

« Donc, aujourd'hui, Monsieur le Conseiller, si je me sens si gai et si heureux d'être en possession de cette santé que la terrible tuberculose me venait ravir, c'est grâce à votre puissante Badiane et à votre haute science médicale, à laquelle je ne puis pas laisser de manifester ici ma plus grande et plus haute reconnaissance pour Votre Excellence.

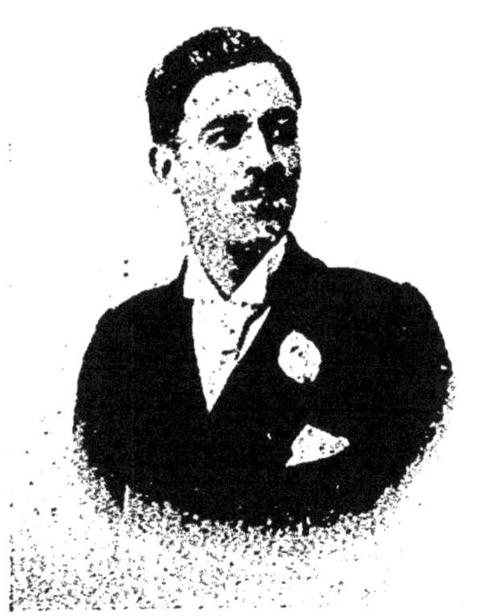

Jose Francisco Gomes

« Je vous demande d'excuser ma franchise, mais c'est ce que ma conscience m'oblige à dire.

« Depuis que j'ai eu ma dernière consultation avec Votre Excellence, je suis venu ici consulter un médecin, en lui demandant de m'ausculter; il n'a rien rencontré dans mes poumons, complètement sains, sans symptôme aucun de tuberculose, ni générale, ni locale.

Maintenant, Monsieur le Conseiller, je me trouve en pleine convalescence, et j'espère, si Dieu le veut, faire cette déclaration dans un journal public.

« Que Votre Excellence accepte donc cette lettre pour en faire l'usage que vous jugerez convenable.

« De Votre Excellence, etc...

« JOSE FRANCISCO GOMES.

« Povoa de Varzim, 18 juillet 1901. »

(Publié dans le *Journal de Noticias* du 23 juillet 1901, dans le *Primeiro de Janeiro* et le *Norte* du 24 du même mois, et dans d'autres journaux du pays.)

14ᵉ CAS

Le 9 mai.

Domingos d'Andrade Basto, 29 ans, typographe au *Commercio do Porto*, un des principaux journaux du Portugal.

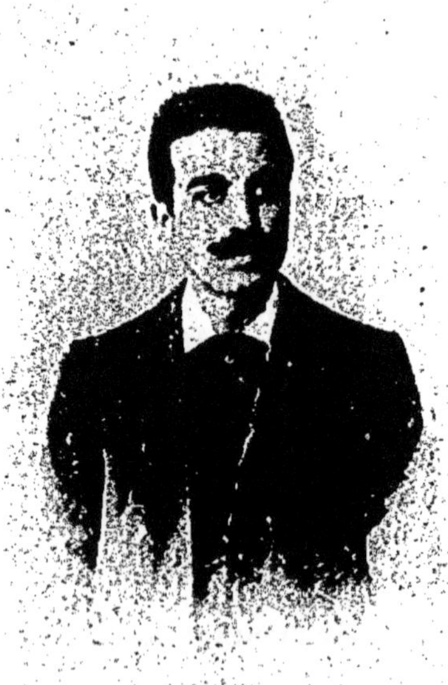

Domingos d'Andrade Basto

Antécédents. — Le père est mort phtysique et sa femme de la même maladie.

En 1894, il est allé à la campagne sur le conseil des médecins; il y a deux ans que ses malaises se sont aggravés; il a eu une toux sèche, quelquefois avec des crachats de sang, des douleurs dans la poitrine, en avant et en arrière, des sueurs nocturnes, quelquefois du dégoût, des accès fébriles, de la fatigue.

Poumons. — Respiration courte, légers râles crépitants, plus perceptibles dans la fosse supra épinière et le côté droit, peu perceptibles dans la face antérieure. Pouls : 82. Température : 37°3.

Entré en traitement le 11 mai 1901, il l'a terminé le 17 juillet. Guéri.

GUÉRISON DE LA TUBERCULOSE PAR LA BADIANE PHOSPHATÉE DE SUED

TÉMOIGNAGE DE RECONNAISSANCE

« Il y a longtemps que mon état de santé était assez précaire, et il s'était aggravé depuis une certaine époque jusqu'à maintenant. Grâce pourtant à la générosité de mes illustres chefs, je réussis à consulter le 9 mai de cette année M. le conseiller J. L. Alves Quintella, et, à cette occasion, ce distingué médecin a pris les notes suivantes :

« *Son père est mort phtysique et sa femme de la même* « *maladie.* »

En 1894, il a été à l'air de la campagne, sur le conseil des médecins qui le traitaient de ses malaises pulmonaires; il y a deux ans que ces malaises se sont aggravés, et qu'il y a une toux sèche, quelquefois avec du sang, des douleurs dans la poitrine, des sueurs nocturnes; quelquefois des accès de fièvre, du dégoût et beaucoup de fatigue.

L'examen médical a donné : respiration courte, râles crépitants légers, plus perceptibles dans la fosse supra épinière et du côté droit, moins dans la face antérieure du poumon droit. Etat fébrile. — Diagnostic : Tuberculose pulmonaire au 2e degré.

Le 23 mai, tous les symptômes s'étaient améliorés.

Le 17 juillet, après avoir depuis un certain temps déjà suspendu le traitement, parce qu'il se trouvait en bonne santé, il a été examiné et donné comme guéri, attendu qu'il ne présentait aucun symptôme général ou local de tuberculose.

« C'est dans ces déplorables conditions que M. le conseiller J. L. Alves Quintella me soumit au traitement par la Badiane phosphatée de Sued, dont il est l'inventeur, et grâce aux qualités curatives de ce merveilleux spécifique, je me trouve aujourd'hui complètement rétabli.

« Que cet éminent homme de science reçoive donc, ainsi que toutes les bonnes personnes qui m'ont donné l'indication de me servir de ses mérites reconnus, le témoignage de ma reconnaissance.

« Domingos de Andrade Basto,

« Employé à la typographie du *Commercio do Porto.*

« Porto, 25 juillet 1901. »

(Publié dans le *Commercio do Porto* du 1er août 1901, dans la *Voz Publica* et le *Primeiro de Janeiro* du 4 du même mois.)

15e CAS

12 juin.

José d'Almeida Lemos, 19 ans, fils d'Antonio d'Oliveira Ramos. natif de Vizeu, demeurant rue do Coronel Pacheco, nº 23.

Antécédents de famille. — Le père est mort d'une tuberculose pulmonaire, ainsi qu'un frère.

Antécédents du malade. — Il y a cinq ans, il a eu une pneumonie, et en est resté toujours faible, avec une toux humide, souvent avec des crachats de sang, fièvre et sueurs nocturnes copieuses. Il y a un mois qu'il a beaucoup souffert de la gorge.

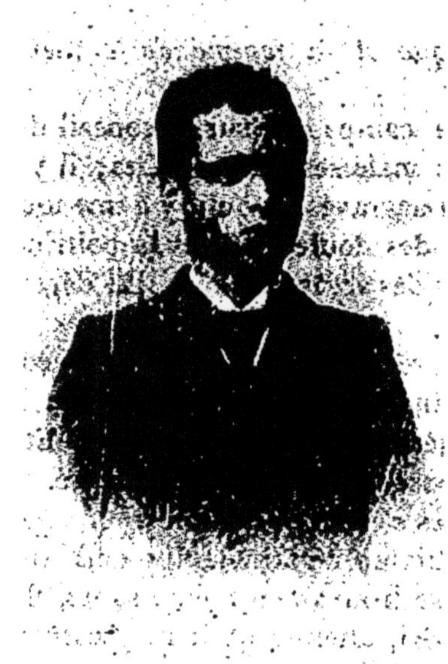

José d'Almeida Lemos

Etat actuel. — En outre des symptômes déjà décrits, il éprouve des douleurs de poitrine, surtout du côté droit; de cinq en cinq minutes, il éprouve l'obligation insupportable de soupirer fortement pour diminuer l'impression désagréable qu'il sent dans la gorge; il est pâle et blême.

Poumons. — Signes d'infiltration granuleuse, hyperemie pulmonaire, quelques râles, sifflants et peu espacés, surtout dans le poumon droit.

Pouls : 84. Température : 37°2.

Il est entré en traitement le 12 juin 1901 et a terminé le 22 juillet de la même année. Guéri.

LA GUÉRISON DE LA TUBERCULOSE

« Monsieur le Conseiller J. L. Alves Quintella.

« C'est avec le plus grand plaisir que je viens affirmer en public, avec la franchise qui m'est chère, les merveilleux résultats que j'ai obtenus avec la Badiane phosphatée de Sued.

« Il y avait cinq ans que j'avais eu une pneumonie, qui m'avait laissé toujours faible, et avec une toux humide, quelquefois avec des crachats sanguins, des sueurs nocturnes, des frissons et de la fièvre.

« Il y avait un mois que mes souffrances s'étaient aggravées avec un grand mal de gorge, manque d'air; j'avais des douleurs dans la poitrine et dans le côté droit, la figure pâle et très faible, avec dégoût.

« Les médecins que j'ai consultés ont classé ma maladie comme tuberculose pulmonaire au 2e degré, en me disant qu'il y avait des infiltrations granuleuses avec des râles dans les deux poumons.

« Après avoir consulté ces médecins, je résolus de m'adresser à l'illustre docteur Quintella qui, après m'avoir ausculté, m'ordonna sa Badiane, dont je fis usage du 12 juin au 22 juillet, en prenant seulement trois flacons.

« Depuis ce traitement, tous les malaises qui m'affligeaient sont disparus. Je suis guéri.

« Ce n'est pas de trop, monsieur, de venir en public affirmer l'incontestable mérite de votre médicament, comme aussi de rendre un véritable hommage à l'homme de science qui a travaillé à combattre ce terrible fléau, qui prend les vies par centaines.

« Pardonnez, monsieur, à mon audace, fille de la reconnaissance que je vous dois, et qui ne se peut bien exprimer que dans les colonnes d'un journal, pour que mes simples paroles restent bien gravées dans la mémoire de tous, comme l'expression sincère de mon cœur reconnaissant.

« JOSE D'ALMEIDA LEMOS,
« Rue Coronel Pacheco, 23.

« Porto, 26 juillet 1901. »

(Publié dans le *Primeiro de Janeiro* du 31 juillet 1901 et autres.)

16e CAS

3 juillet.

Maria Jose, 19 ans, célibataire, fille de Onofre Moreira, natif de Cette, district de Paredes, demeurant à Portò, Largo do Corpo da Guarda, 26 A.

Antécédents. — Elle a eu deux frères morts de la tuberculose; la mère et deux oncles sont tuberculeux.

Elle souffre depuis l'âge de quinze ans, toux, douleurs dans la poitrine, frissons et fièvre, sueurs nocturnes; elle a eu plusieurs hemoptysies, dernièrement du dégoût, et des alternatives de diarrhée.

Poumons. — Infiltration granuleuse pulmonaire très sérieuse, respiration dure, dyspnée.

Pouls : 80. Température : 37°2.

Elle a commencé son traitement par la Badiane phosphatée de Sued le 3 juillet 1901 et l'a terminé le 14 août. Guérie.

UNE GUÉRISON DE PHTYSIE

« Messieurs les Rédacteurs,

« Je vous demande de vouloir bien être les interprètes devant le public lecteur de votre journal, de ma reconnaissance indélébile pour celui qui m'a sauvée d'une mort certaine.

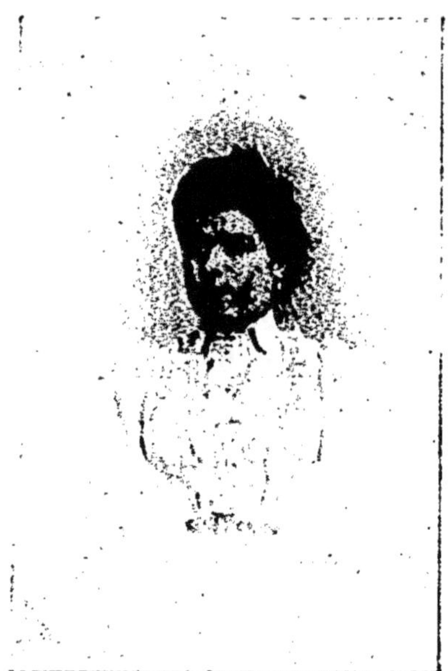

Maria Jose Moreira

« Pensant au meilleur moyen de donner à M. le Conseiller Jose Luciano Alves Quintella le témoignage de mon intime reconnaissance, j'ai résolu de le remercier ainsi publiquement, parce qu'il m'a paru aussi que la publicité de ces lignes comporte un but humanitaire : dire à ceux qui, comme moi, désespéraient de recouvrer la santé perdue, qu'ici, à Porto, il y a un espoir certain de guérison.

« Je suis le vivant exemple de cette affirmation.

« Ma phtysie venait d'une hérédité bien horrible; deux de mes frères sont morts de la tuberculose, et ma mère et deux oncles souffrent du même mal.

« J'étais alors, il y a trois mois, très malade au lit. Il y avait trois années, depuis mes quinze ans, qu'une toux constante me tourmentait. Je sentais dans la poitrine des douleurs aigües, et la nuit, j'avais des accès de fièvre, des sueurs froides, un immense malaise, pas d'appétit, un dégoût énorme, de la diarrhée, même par diverses fois, j'arrivai à rendre le sang par la bouche; quand je respirais, je sentais des râles dans les côtés de la poitrine, signe infaillible que mes deux poumons étaient affectés.

« Dans cette douloureuse situation, je n'avais même pas de forces pour marcher; je gardais le lit, et j'y serais peut-être encore aujourd'hui, si mon amie et voisine, Adélaïde Soares, domiciliée au Corpo da Guarda, n° 26 A, et qui a été aussi guérie par M. le Dr Quintella, ne m'avait pas conseillée d'aller le trouver et le consulter.

« C'est ce que je fis, et dans une heure si sainte, qu'après trois mois je me trouve complètement guérie de la terrible maladie qui m'avait attaquée.

« Maintenant, je suis gaie comme une personne en bonne santé, je ne me fatigue pas, je ne sens pas le plus petit vestige de mon ancienne souffrance.

« Même la couleur blême que j'avais auparavant a disparu, et ma vivacité est bien un témoignage de mon état superbe.

« C'est M. le Conseiller Quintella qui m'a guérie avec son médicament.

« Dieu veuille que tant de malheureux qu'il y a sur terre aient l'occasion de lire ces paroles, sorties de mon cœur reconnaissant, et que je dépose aux pieds de l'homme de talent et de science, vrai orgueil de notre pays, qui a obtenu ce que les autree n'ont pas pu obtenir.

« Je demeure Largo do Corpo da Guarda, 26 A, et je donnerai toutes les déclarations que l'on me demandera.

« En vous demandant, Messieurs les Rédacteurs, l'obligeance de publier ces lignes, je suis

« Votre obligée,

« MARIA JOSE MOREIRA.

« Largo do Corpo da Guarda, 26 A — Porto. »

Publié dans le *Jornal de Noticias*, du 17 août 1901, le *Commercio do Porto*, et autres.

17e CAS

22 Mai

Augusto Abilio da Motta e Silva, 22 ans, fils de Jose da Motta e Silva, natif de Porto, demeurant rue de Malmerendas, 63.

Antécédents. — Dans la famille il n'y a pas eu de précédents de maladies bacillaires. Il y a un an que, se trouvant à Bahia

(Brésil), il commença à avoir des fièvres intermittentes, qui se sont continuées malgré le traitement approprié, ce qui l'affaiblit progressivement. Conseillé par divers médecins, qui diagnostiquèrent sa maladie comme tuberculose, il rentra en Europe. Ici, sa maladie a été diagnostiquée par de distingués praticiens comme de même nature.

Apparence externe : Maigre, pâle et anémique. — Poumons : Une infiltration granuleuse dont les symptômes locaux se font spécialement sentir par des râles très crépitants dans la fosse supra épinière.

Il a commencé son traitement par la Badiane phosphatée de Sued, le 22 mai 1901, et l'a terminé le 20 juillet de la même année. Guéri. Pendant la période du traitement, son poids a augmenté de 6k500. Avant d'entrer en traitement, poids : 43k500 ; à la fin, 50 kilos.

18e CAS

30 Mai.

Antonio Alves da Silva, 31 ans, marié, employé à la Compagnie des Eaux, demeurant rua da Rainha, 15, à Porto.

Antécédents. — Il a perdu un frère de trente-trois ans phtysique, et il y quatre ans qu'il a commencé à souffrir de la poitrine, ayant des douleurs, une toux sèche, des bronchites et des pneumonies répétées ; la toux a été souvent accompagnée de vomissements et souvent aussi de crachats avec du sang ; grand dégoût et fièvre.

Poumons : Les deux poumons affectés dans toute leur étendue, présentant les signes d'une hyperhémie catarrhale asthmatique ; il apparaît des râles crépitants à l'inspiration et sifflants à l'expiration ; à peine on rencontre une petite surface à la face postérieure et tiers inférieur du poumon droit, plus libre de râles, mais cependant pas complètement. Pouls, 112 ; température, 38,4.

Il a commencé son traitement par la Badiane phosphatée de Sued le 30 mai 1901 et l'a terminé le 17 septembre de la même année où il s'est trouvé guéri.

LE DOCTEUR QUINTELLA ET SA BADIANE PHOSPHATÉE DE SUED

« Je vous demande, Monsieur le Rédacteur, de vouloir bien donner de la publicité à la déclaration suivante :

« Il y a quatre ans que j'étais devenu souffrant de la poitrine, ayant des douleurs, une toux sèche, des pneumonies répétées.

« La toux était fréquemment accompagnée de vomissements et de crachats avec du sang, sueurs abondantes et grand dégoût.

« Soumis à un examen médical sur mes poumons, sur mes instances, il me fut appris ce qui suit : Les deux poumons affectés dans toute leur étendue, présentant les symptômes d'une pneumonie généralisée catarrhale asthmatique. Il y avait des râles crépitants à l'inspiration et sifflants à l'expiration, et il restait à peine libre, et encore pas complètement, une petite surface à la face postérieure, tiers inférieure du poumon droit ; pouls, 112 ; température, 38,4.

« Dans cet état si critique de santé, j'avais gravé dans mon esprit la certitude qu'en peu de temps j'aurais le sort de mon frère, tué par la phtisie à 36 ans.

« Mais, comme le naufragé qui se saisit de la dernière planche de salut, de même j'ai recouru, en dépit de la mauvaise volonté de quelques médecins, à la Badiane du Dr Quintella à laquelle, sans contestation possible, je dois la vie.

« Il est donc juste que par l'exposé de cette déclaration, je vienne en public témoigner à M. le Dr Quintella, pour moi aussi bien méritant qu'illustre, ma gratitude indélébile, en faisant des vœux pour que tant de gens qui souffrent cherchent dans ses vastes ressources scientifiques le soulagement qu'ils souhaitent.

« Antonio Alves da Silva.

« Rua da Rainha.

« Porto, 21 Septembre 1901. »

(Publié dans le *Primeiro de Janeiro* du 24 septembre 1901, le *Commercio do Porto*, le *Jornal de Noticias* et autres.)

19e CAS

Jose Correia Cardoso, 24 ans, fils de Antonio Cardoso da Cunha, natif de Carreira, commune de Sardoura, Castello de Paiva, où il réside.

Antécédents. — Dans la famille il n'y a pas de précédents de maladies bacillaires. Il y a un an, il a eu une pneumonie aigüe et il en est resté toujours à souffrir d'une toux sèche. Il y a trois mois, cet état s'est aggravé ; il s'est senti de plus en plus faible, avec dégoût, douleurs dans la poitrine et recrudescence de la toux.

Poumons : Respiration fréquente, signes d'infiltration maligne. Pouls, 110 ; température, 37,7.

Il a commencé le traitement par la Badiane phosphatée de Sued le 9 août et l'a terminé le 7 octobre 1901. Guéri.

Suit son communiqué :

BADIANE PHOSPHATÉE DE SUED

« Monsieur le Docteur Quintella,

« Vous devez vous souvenir, par les notes de vos livres (mon numéro est 199, Livre 3), que je vous ai consulté, pour la première fois, le 9 août, et que vous m'avez ordonné votre incomparable Badiane phosphatée.

« J'avais eu, il y a un an, une pneumonie dont j'étais resté toujours souffrant d'une toux fréquente et sèche; il y avait trois mois que mon état de maladie s'était considérablement aggravé; j'avais des douleurs de poitrine, un grand manque de forces, je toussais de plus en plus, et je n'avais aucune volonté de manger.

« C'est dans ces circonstances que j'ai eu recours à vous et, si à propos, qu'aussitôt, de jour en jour, j'ai senti disparaître tous les funestes symptômes de ma maladie, et de telle façon, qu'après avoir pris six flacons de votre miraculeuse Badiane, je me sens complètement rétabli, aussi fort et en aussi bonne santé qu'auparavant.

« Pour tant que je le voudrais, je ne trouve pas de paroles avec lesquelles je puisse faire l'éloge de votre médicament et vous remercier de m'avoir rendu la vie.

« Dieu bénisse ceux qui le méritent tant.

« Je suis, avec haute considération et une reconnaissance infinie,

« Votre plus obligé ami,

« JOSE CORREIA CARDOSO.

« Castello de Paiva, 10 octobre 1901. »

(Publié dans le *Jornal de Noticias* du 18 octobre 1901, le *Primeiro de Janeiro*, le *Norte* et autres.)

20e CAS

Anna Rosa dos Santos, 15 ans, fille de Manoel Bento dos Santos, natif de Mattosinhos, où il réside.

Antécédents. — Le grand'père maternel est mort de tuberculose pulmonaire. Elle est malade depuis deux ans qu'elle se plaint de douleurs de poitrine, du côté gauche, toux et grande faiblesse. Il y a quinze jours que du sang a commencé à apparaître dans les crachats; menstruations irrégulières et pauvres, accès de froid et sueurs nocturnes depuis huit jours.

Poumons : Respiration rude, légère hépatisation et infiltration maligne.

Température, lors de cet examen : normale.

Elle a commencé son traitement par la Badiane phosphatée de Sued le 6 juillet et l'a terminé le 27 août. Guérie.

21e CAS

Antonio Salgado, 23 ans, célibataire, fils de Maria Candida Salgado, né à Brétiande, demeurant rue do Coronel Pacheco, 21.

Antécédents. — Dans la famille il ne paraît pas qu'il y ait des antécédents de bacillose.

Il a eu, il y a trois ans, les premières hémoptysies en mars et septembre, et elles se sont répétées tous les ans aux mêmes mois, avec toujours une toux sèche, souvent avec des vomissements, accès répétés de fièvre, sueurs nocturnes copieuses, douleurs dans la poitrine, surtout du côté gauche. Les aliments étaient mal digérés, avec des troubles digestifs fréquents, des sueurs dans les paumes des mains, de l'anorexie. Dans ces derniers six jours, ses souffrances s'étaient considérablement aggravées.

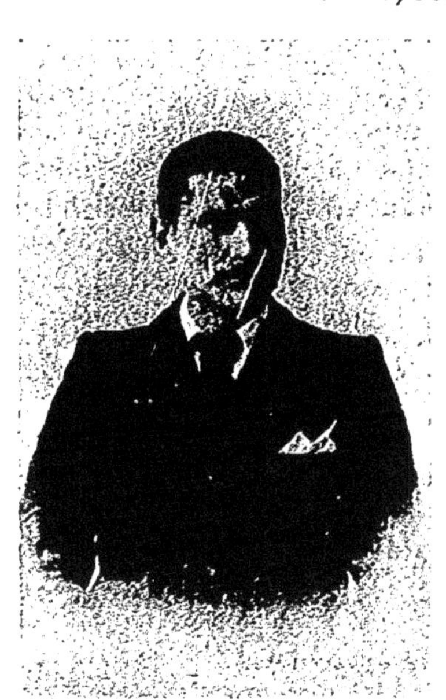

Antonio Salgado

Poumons : Infiltration granuleuse, surtout dans le poumon gauche, tiers moyen et sommet.

Pouls : 104. Température : 37°8.

Il a commencé son traitement par la Badiane phosphatée de Sued le 30 juillet 1901 et l'a terminé le 22 septembre suivant. Guéri.

COMMUNIQUÉ

« Monsieur le Rédacteur,

« J'ai dans l'âme un grand sentiment de gratitude que je ne peux pas taire, bien que j'offense la modestie de la personne à laquelle je m'adresse, et à qui j'envoie ce remerciement, qui ne vient que de mon cœur.

« J'affirme bien haut, sans la moindre crainte de démenti, que je dois la vie à l'éminent médecin, M. le Conseiller Dr Alves Quintella qui, avec sa Badiane phosphatée de Sued, a su combattre et vaincre complètement tous les symptômes caractéristiques de la tuberculose que j'ai commencé à éprouver dans mon pays (Britiande, du district de Lamego).

« Je me suis soigné là avec deux distingués médecins qui, pendant longtemps, m'ont ordonné l'ergotine et l'huile de foie de morue, mais les hémoptysies depuis trois ans ne m'ont pas abandonné en mars et septembre, et j'ai même quelquefois rendu du sang par la bouche six et sept fois dans une journée, ayant en outre de cela une toux sèche avec des vomissements, accès de froid, toujours des sueurs abondantes la nuit, des douleurs dans la poitrine, toujours plus intenses du côté gauche que du côté droit, des digestions difficiles, un très grand dégoût, et toujours des sueurs dans les paumes des mains.

« Par délibération de ma famille, je vins dans cette ville de Porto, où je fixai ma résidence. Dès que j'arrivai ici, ma maladie augmenta considérablement. Je fus conseillé par un ami de consulter M. le Dr Quintella, et, sans plus attendre, je courus de suite à sa clinique. Quand j'arrivai là, j'exposai ma terrible maladie à cet illustre médecin qui, immédiatement m'ausculta, et je me souviens encore de lui avoir entendu dire : « Il a une « infiltration granuleuse dans les poumons, spécialement dans « le tiers moyen et supérieur du poumon gauche », et pour combattre cette maladie, il m'ordonna la Badiane. En terminant le premier flacon de cette préparation, je n'éprouvais déjà plus la toux qui ne me quittait jamais, ni les frissons, ni les sueurs, et je digérais tous les aliments que je prenais sans sentir le moindre désagrément.

« Mais comme ma guérison n'était pas encore complète, je retournai à la consultation de cet illustre médecin et lui racontai les résultats obtenus avec sa Badiane ; alors il me regarda, étonné, m'ausculta de nouveau, et, avec un grand sourire de triomphe, me dit : « Vous êtes guéri! »

« Je pris encore trois flacons, et aujourd'hui je travaille, je marche, je mange et je vis, quoique les médecins m'aient conseillé le contraire.

« Maintenant je demande : Qui peut nier la valeur à un homme qui obtient ce que le docteur Quintella a obtenu? Personne, sauf les envieux ou les méchants. Je vois qu'il y a un seul remède capable de guérir la phtysie : ce remède est celui qui m'a guéri, moi et d'autres qui, comme moi, ont attesté publiquement l'efficacité de l'héroïque Badiane de Sued.

« En vue de ce que je déclare publiquement, je conseille à ceux qui liront ces lignes et qui souffrent comme je souffrais, de recourir à ce médicament qui doit combler de gloire son inventeur de talent, s'il y a une justice au monde.

« Mais le monde de l'intrigue est si grand... le triomphe de la valeur vient si tard!

« Aujourd'hui, tout le monde est distingué, mais qui est-ce qui en rit, ce sont les... distingués, et qui en souffre, c'est nous.

« Je vous reste très reconnaissant pour la publication de ces lignes.

« Votre très obligé,

« Antonio Salgado,

« Rue do Principe da Beira, 91.

« Porto, 26 octobre 1901. »

(Publié dans le *Journal de Noticias* du 26 octobre 1901, le *Commercio do Porto* le *Norte*, la *Voz Publica* et autres.)

22e CAS

Jose Vieira Monteiro, 38 ans, marié, natif de Marco de Canavezes, demeurant rue de Camões, 318, à Porto.

Antécédents. — Dans la famille, rien de notable. Il y a sept ans qu'il a commencé à souffrir de la poitrine, ayant des douleurs, de la toux, surtout l'hiver, souvent avec des crachats de sang, qui lui provoquaient de fréquents vomissements, des sueurs nocturnes, quelquefois de la diarrhée.

Poumons. — Tous deux infiltrés sans suppuration.

Pouls : 96. Température : 37°3.

Entré en traitement par la Badiane phosphatée de Sued le 22 août, il a terminé le 4 novembre suivant. Guéri.

Suit le communiqué :

« Monsieur le Rédacteur,

« De longue date, depuis sept ans, j'ai commencé à souffrir de la poitrine, avec un grand état de faiblesse, avec de la toux surtout l'hiver, souvent avec des crachats de sang, des sueurs nocturnes. En outre de cela, ayant consulté différents médecins, j'ai eu pour diagnostic un triste résultat : « Les deux poumons affectés. » Comprenant l'extrême gravité d'une maladie pulmonaire, je tombai dans un grand abattement moral qui, combiné avec la prostration physique qui me minait, me réduisit à un état de découragement infini. Par hasard, ma femme lut dans le *Noticias* un communiqué d'un malade de la rue de Bomjardim, dans lequel était relatée une guérison prodigieuse de phtysie par la Badiane du docteur Quintella. J'allai chez ce malade et je m'informai; les renseignements recueillis de la propre bouche du guéri furent si enthousiastes, si extraordinaires que je sortis de là content, aussi léger que si la félicité du destin eût chassé de mon cœur pour toujours le nuage lourd de l'incrédulité.

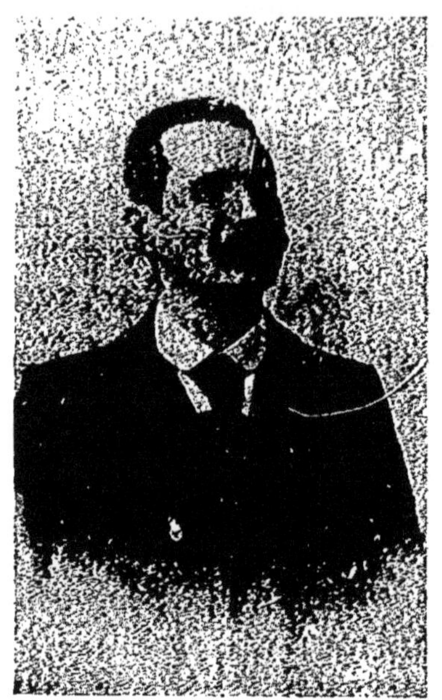

Jose Vieira Monteiro

« J'allai voir le bien méritant médecin, M. le Conseiller Jose Luciano Alves Quintella, et ayant eu avec lui la première consultation le 22 août de cette année, le 4 novembre je me trouvai complètement rétabli. En deux mois et demi, guéri d'une phtysie dont je souffrais depuis sept ans! Que ceux qui me liront me disent si ce fait n'est pas réellement digne de se savoir, et que par sa publication on glorifie le talent, la très haute valeur du distingué médecin qui honore le pays où il est né, et est digne que tous l'admirent et le portent aux nues comme le seul qui a marché droit au but.

« Pour la publication de ces lignes, croyez-moi, monsieur le Rédacteur,

« Votre respectueux,

« JOSE VIEIRA MONTEIRO,

« S. C. Rue de Camoës, 318. »

(Publié dans le *Journal de Noticias* du 12 novembre 1901 et dans d'autres journaux.)

23e CAS

17 mai.

Carlota Domingos Ribeiro Maia, 9 ans, fille de Domingos Ribeiro Maia, née à Porto, rue de Traz, 197 à 199.

Antécédents. — Il y a trois mois qu'elle a une toux sèche et quelquefois humide, avec des crachats de sang; elle a eu aussi des hémoptysies, se réveillant toujours le matin avec les lèvres teintes et humides de sang; elle a beaucoup maigri; elle a un grand dégoût, de la diarrhée avec des douleurs de ventre, des frissons, de la fièvre et des sueurs, spécialement la nuit.

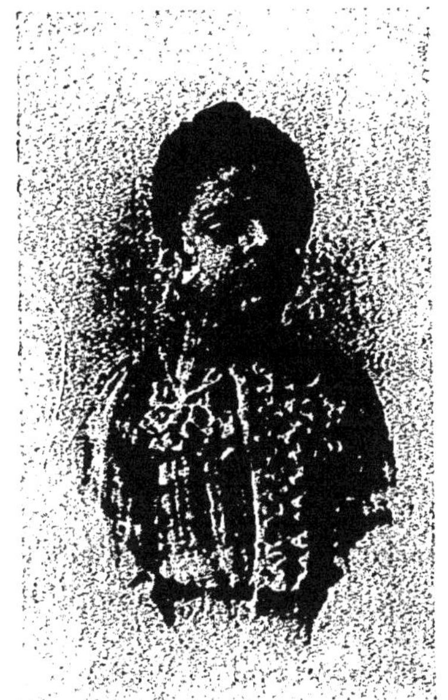

Carlota Domingos Ribeiro Maia

Etat actuel. — Apparence externe, poitrine étroite, cou haut et mince, yeux brillants. ongles plats.

Poumons. — Respiration bruyante, courte et fréquente.

Pouls : 94. Température normale. Poids : 19k900.

Elle a commencé le traitement le 17 mai et l'a terminé le 21 octobre. Guérie. Poids le 13 août : 22k200. Poids le 20 novembre : 25k950. Augmentation : 6k050.

GUÉRISON DE LA TUBERCULOSE

REMERCIEMENT

« Le soussigné vient de cette manière rendre publique sa reconnaissance envers M. le Dr J. L. Alves Quintella, de ce qu'ayant une fille de neuf ans, Carlota R. Maia, souffrant de la tuberculose, il l'a guérie par l'emploi de la Badiane de Sued, dans le court espace de quatre mois, et aussi pour le désintéressement et le soin avec lesquels il l'a traitée pendant ce temps.

« Que Son Excellence accepte ce témoignage de ma gratitude et les souhaits que je forme pour que toute sa sollicitude soit couronnée de succès.

« Domingos Ribeiro Maia,
« Rue de Traz, 197 et 199.

« Porto, 24 novembre 1901. »

(Publié dans le *Primeiro de Janeiro* du 30 novembre 1901, le *Commercio*, le *Norte* et autres.)

24e CAS

Dona Maria Augusta Moreira, 20 ans, fille de Manoel Antonio Moreira, née et résidant à Réal, district de Paiva.

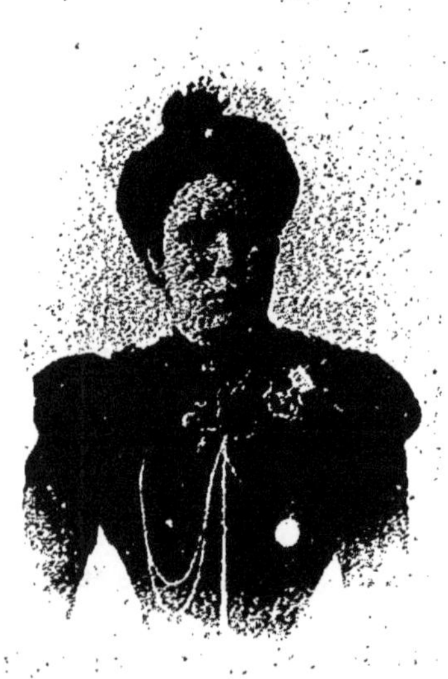

Dona Maria Augusta Moreira

Antécédents. — Dans la famille, il n'y a pas de précédents de maladies bacillaires. Il y a deux ans qu'elle a commencé à souffrir de la poitrine, de douleurs, de toux, crachats avec du sang, douleurs d'estomac, manque d'appétit, mal de gorge avec aphonie incomplète, amaigrissement général et manque progressif de forces.

Etat actuel. — Appareil pulmonaire : respiration courte, son dur, commencement d'infiltration granuleuse. Souvent elle s'éveille avec du sang aux lèvres, tachant l'oreiller.

Pouls : 80. Température : 37°2. Poids : 55 kilos.

Elle a commencé le traitement par la Badiane phosphatée de Sued le 6 août 1901 et l'a terminé le 30 octobre suivant. Guérie. Ce jour-là elle pesait 64 kilos; différence en plus : 9 kilos.

Le 15 décembre elle pesait 75 kilos; augmentation de poids : 20 kilos.

BADIANE PHOSPHATÉE DE SUED

Pour joindre aux diverses attestations que nous avons insérées, relatives à des guérisons de tuberculose, par l'usage de la Badiane phosphatée de Sued, préparée par le distingué médecin portugais, M. le Conseiller Alves Quintella, nous publions aujourd'hui, dans la section des communiqués, un document propre à confirmer les merveilleux résultats de la Badiane dans le traitement de la tuberculose.

(Appréciation du journal *A Provincia* du 21 décembre 1901, transcrivant le communiqué ci-dessous.)

Monsieur le Rédacteur du *Jornal de Noticias*,

Je vous demande l'obligeance de publier la lettre suivante :

« Monsieur le Conseiller Alves Quintella,

« Voix bénie de la presse, qui porte partout la nouvelle du bien. Dans divers journaux de cette ville, je lisais avec une grande curiosité les nombreuses guérisons de tuberculose que votre incomparable Badiane phosphatée de Sued réalisait, et de plus en plus augmentait dans mon cœur torturé de père l'espérance de pouvoir encore sauver ma fille, Maria Augusta Moreira, qui s'acheminait à une mort prochaine, malgré toutes les ressources de la science pour la sauver.

« Il y avait déjà deux ans que nous luttions contre une si terrible maladie, et toujours elle s'affaiblissait davantage; la toux persistante avec des crachats de sang. les douleurs dans la poitrine, l'estomac et la gorge, le dégoût invincible, de plus en plus l'affaiblissaient, et elle maigrissait de jour en jour sans que rien la pût ranimer. Je résolus alors de l'envoyer à Porto, chez le célèbre négociant de cette place, mon ami, M. Anastacio Jose de Freitas, demeurant Largo de S. Bento, où, pendant les trois mois de son traitement, sa femme, Dona Gracinda Ferreira, traita ma fille avec un soin infini, dont je la remercie de tout cœur.

« Aujourd'hui, heureusement, ma fille est guérie.

« Tout ce qu'un père peut exprimer du fond de son cœur reconnaissant, que le reçoivent M. le Conseiller Alves Quintella et les personnes amies qui ont pris une si grande part dans cette merveilleuse guérison, pour laquelle ma reconnaissance sera éternelle.

« Avec la plus sincère et profonde gratitude,

« Je suis votre ami obligé,

« MANOEL ANTONIO MOREIRA,

« Freguezia de Real, Ancia.

« Castello de Paiva, 13 décembre 1901. »

(Publié dans le *Jornal de Noticias* du 17 décembre 1901, le *Primeiro de Janeiro*, le *Norte*, le *Diario da Tarde*, la *Provincia* et la *Voz Publica* du 18 du même mois, et dans d'autres journaux du pays.)

26e CAS

Nous ne pouvons pas décrire l'état pathologique du malade auquel se rapporte la notice transcrite ci-dessous, parce que nous n'avons eu la satisfaction de le connaître que lorsqu'il était guéri.

Dans cette notice, on verra pourtant la façon dont son désespéré père s'exprime, pour être arrivé à tirer des griffes de la mort son septième fils, qu'il jugeait aussi perdu, victime de la tuberculose.

Si M. João Pinto Nogueira n'était pas un personnage aussi connu et aussi respecté à Porto, il suffirait des références des journaux à son communiqué pour que l'on jugeât de sa haute importance.

BADIANE

Dans la section des communiqués, nous publions une lettre de M. João Pinto Nogueira, négociant, connu et estimé de cette place, dans laquelle il se réfère élogieusement à l'illustre médecin portugais, conseiller Alves Quintella, au sujet de la merveilleuse Badiane phosphatée, avec laquelle il a guéri un fils menacé par la terrible tuberculose.

Comme l'on sait que M. João Pinto Nogueira, dans un court espace de temps, a perdu, victimes de la phtysie, sa femme et six enfants, on comprendra la reconnaissance et la sincérité qui apparaissent dans son communiqué, sur lequel nous appelons l'attention de nos lecteurs.

(Appréciation du *Jornal de Noticias* du dimanche 10 novembre 1901.)

GUÉRISON DE LA TUBERCULOSE — TÉMOIN INSOUPÇONNABLE UN TRIOMPHE

Notre ami, négociant estimé et très considéré de cette place, M. João Pinto Nogueira, affirme dans le communiqué inséré plus loin, que la Badiane phosphatée de M. le Dr Quintella a sauvé un de ses fils, tuberculeux.

Le témoignage de M. João Nogueira, homme respectable, n'est pas suspect; et dans la matière dont il est question, manquer à la vérité serait une infamie. Celui qui, comme nous, connait la dévastation que la tuberculose a faite dans la famille de cet ami, doit considérer comme un vrai triomphe la guérison réalisée maintenant par la Badiane phosphatée de Sued.

(Appréciation du journal *O Primeiro de Janeiro* sur le dit communiqué, publié le 1er novembre 1901.)

GUÉRISON DE LA TUBERCULOSE

Dans la section des communiqués publiés aujourd'hui, une intéressante lettre adressée par l'honorable négociant de notre place, M. João Pinto Nogueira, au distingué médecin M. le conseiller Dr Alves Quintella, au sujet de l'emploi de la Badiane phosphatée de Sued dans la cure de la tuberculose.

Sur cette intéressante lettre, nous appelons l'attention de nos lecteurs, parce qu'elle doit beaucoup leur profiter, attendu qu'il se traite de la guérison d'une maladie qui est actuellement le plus grand fléau, et à laquelle les sommités médicales cherchent un remède.

(De A. Palavra.)

GUÉRISON DE LA TUBERCULOSE

LETTRE

« Monsieur le Conseiller Dr Alves Quintella,

« Une nouvelle, que j'ai lue dans le renommé journal *O Commercio do Porto*, du 25 octobre dernier, m'a donné le désir de concourir à votre gloire en vous déclarant que j'ai la plus grande satisfaction à me joindre au nombre de ceux qui croient à l'efficacité de la Badiane phosphatée de Sued, votre merveilleuse découverte, pour combattre la plus grande des maladies, la tuberculose.

« Une grande partie des habitants de cette ville et beaucoup d'autres localités savent la persécution qu'une pareille maladie a faite à ma famille, et que l'on peut considérer comme une vraie dévastation les ravages qu'elle a fait parmi mes enfants. Vous pouvez, si vous le désirez, vous reporter au *Diario da Tarde* du 19 avril 1900, dans lequel vous trouverez une lettre de moi où je mentionne les cas que cette terrible maladie a faits chez moi.

« Depuis le dernier cas, je suis devenu incrédule sur les ressources de la médecine pour combattre la tuberculose, et cette incrédulité est arrivée à un tel point qu'en septembre dernier, voyant un des fils qui me restent, et qui a aujourd'hui 18 ans, avec tous les symptômes que présentaient ceux qui m'avaient été ravis par la terrible maladie, je ne consultai aucun médecin et je m'aidai de la Badiane phosphatée que j'envoyai acheter chez vous sans dire pour qui elle était. Mon fils avait de la toux, une altération du pouls et un manque complet d'appétit.

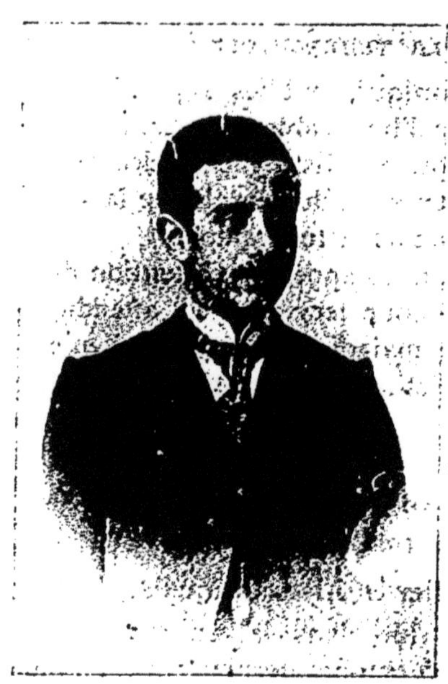
P. Nogueira

« C'étaient les symptômes que tous les autres avaient présentés quand la maladie les avait atteints et tués. Je lui appliquai la Badiane suivant les instructions contenues dans une feuille qui accompagne les flacons du médicament, et au bout de cinq jours le malade avait moins de toux, avec le pouls quasi normalisé et l'appétit se développant.

« Je fus rempli de foi, par les résultats obtenus en si peu de jours, et continuant à appliquer la Badiane, au bout de dix jours, le malade se trouvait considérablement mieux, presque en bonne santé. Mais pour consolider l'amélioration obtenue, je fis l'acquisition d'un second flacon de votre médicament, que mon fils prit, et, à la fin de la seconde période de dix jours, je considérai le malade comme guéri !

« Les efforts que je fis pour combattre la maladie qui m'enleva mon épouse et six enfants dans une période relativement courte, et les ressources que je cherchai dans mon pays et à l'étranger pour lutter contre la puissante tuberculose sans en tirer le plus insignifiant profit sont les raisons qui maintenaient mon incrédulité, qui maintenant est supprimée par les résultats que j'ai obtenus avec la Badiane phosphatée de Sued. Je serai un croyant dorénavant dans les ressources de la science médicale pour la guérison de la tuberculose, ressources prouvées par votre merveilleuse découverte.

« Il manque que se généralise la connaissance de l'existence d'un si miraculeux remède, qui soulage promptement la souffrance et guérit la maladie. C'est ma conviction basée sur l'expérience que je fis.

« Vous me connaissez peut-être seulement de nom, comme je vous connais seulement de vue, mais cela importe peu, pour que, plein d'enthousiasme pour votre découverte, je vous félicite ardemment, et vous déclare que je serai un des plus grands propagandistes de la Badiane, comme son admirateur et celui du talent de son inventeur.

« Et si mes déclarations peuvent être utiles au public, vous pouvez leur donner de la publicité, parce que mon désir est de concourir à ce que ceux qui souffrent trouvent promptement le remède à leurs maux. L'unique motif de cette lettre étant de vous faire connaître ma satisfaction et le triomphe obtenu par votre Badiane; je vous prie de m'excuser et de me croire

« Votre très obligé,

« JOAO PINTO NOGUEIRA.

« Porto, 5 novembre 1901. »

(Publiée dans le *Norte* du 14 novembre 1901, le *Jornal de Noticias*, le *Commercio do Porto*, le *Primeiro de Janeiro*, le *Seculo* et dans beaucoup d'autres journaux du pays.)

27e CAS

Dona Maria da Gloria Faria das Neves, 49 ans, mariée à Antonio Pinto das Neves, native de Porto, demeurant rue do Bomjardim, 266.

Antécédents. — Il y a dix ans qu'elle souffre de la poitrine, ayant de la toux avec des crachats de sang, diverses hémoptysies, des vomissements avec la toux, des douleurs dans la poitrine, des sueurs nocturnes copieuses, de l'anorexie, une grande faiblesse.

L'analyse bactériologique faite le 30 avril 1901, par M. le Dr Alberto d'Aguiar, par la méthode de Ziehl et Nelsen, sous le no 356, a révélé l'existence de bacilles.

Poumons : Les deux poumons affectés, surtout le gauche,

présentant des râles muqueux forts et moyens dans le tiers moyen et supérieur, pouvant s'entendre sur les deux faces; au sommet du poumon droit des râles crépitants moyens; ne pouvait pas dormir sur le côté gauche. Pouls, 104; température, 38,6.

Cette malade a été donnée comme tuberculeuse par les plus distingués médecins de Porto. Elle a commencé son traitement par la Badiane de Sued le 21 mai 1901 et l'a terminé le 9 août de la même année. Guérie. (Voir graphique n° 3.)

COMMUNIQUÉ

« Porto, 31 janvier 1902.

« Monsieur le Docteur Conseiller Alves Quintella,

« La conscience, alliée à la plus sincère des reconnaissances, m'impose le devoir de vous adresser cette lettre dont je vous demande de vous autoriser comme d'un document irréfutable des grands bienfaits rendus par votre Badiane phosphatée.

« Mon épouse souffrait depuis dix ans d'une affection pulmonaire que diverses sommités médicales avaient diagnostiquée tuberculose avancée.

« Mon cerveau se troubla, et un nuage de désabusement s'empara de mon esprit, parce que je n'ignorais pas les terribles effets de ce fléau qui a absorbé tant d'existences.

« Votre Badiane phosphatée a été l'unique planche de salut que je vis capable de sauver mon épouse, que les médecins considéraient comme irrémédiablement perdue.

« Heureuse l'heure où j'ai eu l'idée de recourir à vous, au mépris des conseils de quelques-uns de vos collègues, qui, peut-être par esprit de camaraderie déloyale, n'accordent pas à votre médicament les bons résultats qu'il produit.

« Quant à moi, monsieur le Conseiller, je ne pourrai jamais contester les opinions cliniques, parce que, sur ce point, je suis complètement ignorant; pourtant, la bonne santé présente de mon épouse et les prodigieux résultats de votre Badiane, sont la preuve irréfutable que c'est à elle que je dois son salut, la considérant comme complètement guérie.

« Servez-vous, monsieur le Conseiller, de cette lettre de la manière que vous l'entendrez, et je vous autorise même à rendre publique ma reconnaissance et à disposer de mon humble valeur.

« Votre reconnaissant et obligé,

« ANTONIO PINTO DAS NEVES. »

(Publié dans les plus importants journaux du pays).

28e CAS

Jose Pereira da Silva Alicante, 47 ans, veuf, demeurant dans la commune de Villar do Paraiso, district de Villa Nova de Gaya.

Antécédents. — Sa femme et deux enfants sont morts de la tuberculose.

Il y a longtemps qu'il se sent faible, mais il y a deux mois surtout que lui sont apparues des douleurs dans la poitrine, une toux humide, d'abondantes hémoptysies, une perte considérable de forces et de l'anorexie. Il y a neuf semaines qu'il a cessé de travailler.

Poumons : Commencement d'infiltration granuleuse. Pouls, 86; température, 37,2.

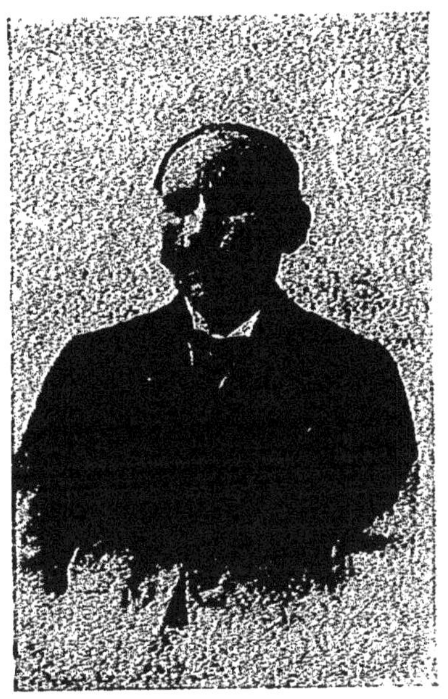

Jose Pereira da Silva Alicante

Il a commencé le traitement par la Badiane le 15 novembre 1901 et l'a terminé le 3 janvier 1902. Guéri.

Durant ce temps, il a dû interrompre, en décembre, le traitement pendant huit jours, parce qu'il a gardé le lit pour une bronchite aigüe.

GUÉRISON DE LA TUBERCULOSE

« Monsieur le Rédacteur,

« Je vous demande de vouloir bien m'accorder un petit coin de votre très accrédité *Primeiro de Janeiro* pour que je montre par ce moyen combien je suis reconnaissant à M. le Conseiller Dr J. L. Alves Quintella des bienfaits que je viens de recevoir de lui par sa préparation la Badiane phosphatée de Sued.

« Je sens dans mon cœur une profonde douleur de la perte de ma chère épouse et de deux enfants que la terrible maladie, la tuberculose, m'a ravis.

« Je regrette aussi qu'à cette époque n'existait pas le miraculeux médicament, la Badiane phosphatée, parce qu'alors j'aurais certainement sauvé mes êtres chers, comme je viens de l'expérimenter sur ma propre personne. Il y a assez longtemps que je me sentais malade et sans forces pour travailler, ayant commencé, il y a deux mois, à ressentir des douleurs dans la poitrine, une toux humide, et rendant le sang par la bouche en abondance, je perdis l'appétit et je me sentais de plus en plus faible.

« En vue de beaucoup de témoignages de vérité que j'ai lus dans votre très accrédité journal, de la cure si efficace par la Badiane phosphatée de M. le Dr Quintella, je résolus de le consulter, et je commençai, le 15 novembre 1901, à prendre son merveilleux médicament, et, en en prenant seulement cinq flacons, je fus complètement guéri le 3 janvier 1902.

« Et pour que cela soit bien public, je déclare très haut que je suis profondément reconnaissant à M. le Dr Quintella, non seulement pour son merveilleux médicament qui a sauvé tant de victimes des griffes de la mort, mais aussi pour le souci avec lequel il traite ses malades.

« José Pereira da Silva Alicante.

« Villar do Paraiso. — Villa Nova de Gaya.

« 9 janvier 1901. »

(Publié dans le *Commercio de Porto*, le *Primeiro de Janeiro*, le *Jornal de Noticias* et autres).

29e CAS

Juin.

Francisco Lopes, 3 ans, fils de Manoel Lopes Cravo et de Maria Joaquina, natif de Porto, demeurant rue do Monte-Bello, 21.

Antécédents. — Les parents sont faibles. L'enfant est scrofuleux et la lèvre supérieure très tuméfiée.

Il y a deux mois qu'il a commencé à avoir une toux humide, des sueurs nocturnes copieuses, de la fièvre et du dégoût. Il a eu un traitement constant, des applications de mouches de Milan sur la poitrine et divers médicaments internes sans résultat.

Poumons: Tous deux affectés, surtout le gauche, avec des râles crépitants dans les tiers moyen et supérieur, surtout à la face antérieure.

Il a commencé son traitement par la Badiane de Sued le 12 juin 1901 et l'a terminé le 4 février 1902. Guéri.

Suit le communiqué.

RECONNAISSANCE

« J'accomplis le devoir de manifester publiquement ma profonde reconnaissance à Monsieur le Conseiller Alves Quintella, pour l'excellent résultat qu'un fils à moi, âgé de quatre ans, souffrant d'une tuberculose pulmonaire a obtenu d'une manière qui a causé l'admiration de tous ceux qui le connaissaient antérieurement.

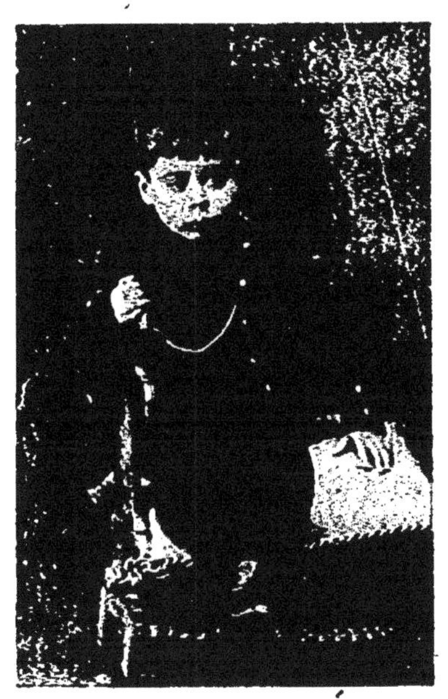

Francisco Lopez

« Dans un extrême chagrin, en présence d'un enfant qui, depuis longtemps, était victime d'une maladie considérée comme incurable, après avoir presque épuisé les ressources de la science, je songeai, sans grande confiance pourtant, à en appeler à la Badiane phosphatée de Sued, sur les indications de son humanitaire inventeur, Monsieur le Conseiller Alves Quintella. Le traitement commencé le 12 juin dernier, a été terminé le 4 du courant mois de février, avec un résultat incroyable. Mon fils, que je jugeais perdu, est aujourd'hui vraiment guéri !

« Que ce fait serve d'exemple à tous ceux qui souffrent d'une si horrible maladie, en dehors d'autres très éloquents, et garantis par des personnes de mes amis.

« MANOEL LOPEZ CRAVO. »

« Porto, 8 février 1902. Rue de Monte-Bello, n° 21.

(Publié dans *Le Norte*, *Le Jornal de Noticias*, *Le Commercio de Porto*, *La Voz Publica* et autres).

30e CAS

UN VAINQUEUR DE LA TUBERCULOSE

« Monsieur le Rédacteur,

« De peu de valeur peut-être est au point de vue bureaucratique le témoignage d'un homme humble qui cherche dans le travail son soutien et celui des siens. Il est pourtant certain que toutes les vies sont égales, astreintes à nos maux, et aux conséquences terribles de la maladie, quoique les corps des créatures souffrent de la soif et soient revêtus des haillons de la misère.

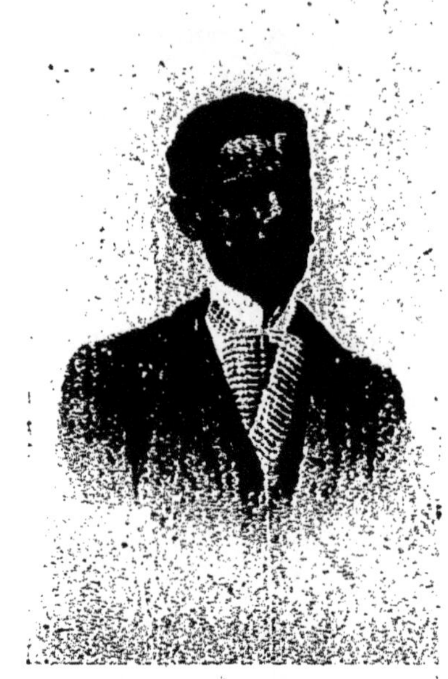

J. A. Lopez Loureiro

« J'ai souffert comme malheureusement beaucoup souffrent; mais je me suis guéri, ce qui, malheureusement aussi, n'est pas arrivé à ma pauvre et malheureuse mère et à mes trois frères qui sont morts de la tuberculose, cette terrible maladie. Dans ce temps-là n'existait pas encore le miraculeux remède Badiane Phosphatée de Sued, avec lequel le bien méritant docteur Quintella vient de me guérir. Je lui dois mon complet rétablissement, ce qui équivaut à dire que je lui dois la vie. Et une si grande dette ne se paie pas, parce qu'il n'y a pas d'argent qui la paie; c'est seulement la reconnaissance éternelle et l'apologie constante qui peuvent compenser un tel bien.

« Sinon, écoutez : je suis employé coiffeur; il y a trois mois la tuberculose s'est manifestée en moi, j'ai commencé à souffrir de l'estomac et à me transfigurer affreusement; dans les glaces de la boutique je me regardais cent fois terrorisé, pendant que les clients, me voyant cracher le sang et tousser beaucoup, évitaient de s'asseoir sur mon fauteuil.

« Mon ex-patron me congédia, comme on chasse un chien qui va mourir dans la rue; j'entrai dans une autre maison, et au bout de quatre jours la même chose m'arriva, quand, découragé, j'allai à la consultation de l'hôpital Saint-Antoine sans obtenir aucune amélioration, toujours avec des sueurs froides, des douleurs de tête et les mêmes faiblesses d'estomac.

« Je résolus alors de consulter le Docteur Quintella qui eut pitié de moi, et me guérit en un mois de traitement! Qu'on dise ce que l'on voudra, ceux qui ne veulent pas voir ces choses sont des fous, car suivant le dicton : il n'y a pas de pire aveugle que celui qui ne veut pas voir.

« Je vous remercie pour la publication de ces lignes.

« JOSE ANT^o LOPEZ LOUREIRO.

« Rue da Cordoaria Velha, 50, Ilha.

« Porto, 14 mars 1902. »

31e CAS

UNE CURE MIRACULEUSE

« Messieurs les Rédacteurs,

« Je vous prie d'être les interprètes auprès des lecteurs de votre journal de mon imprescriptible reconnaissance pour celui qui vient d'arracher aux griffes de la mort ma fille Etelvina, âgée de 14 ans, et qui souffrait depuis trois années.

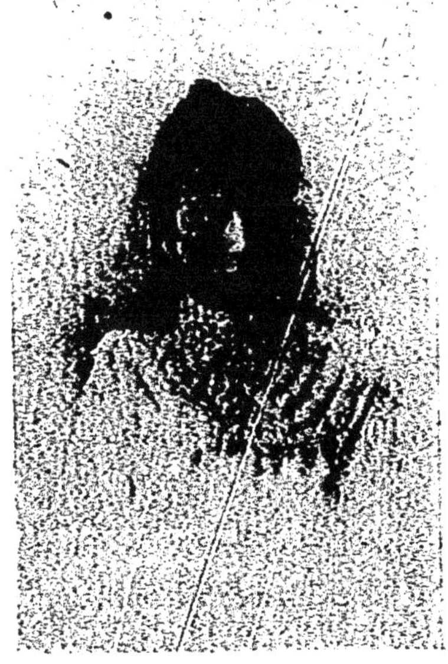

Etelvina d'Azevedo

« Parce que c'est à une mort certaine qu'il a arraché l'enfant, et c'est avec la plus grande joie qu'un père puisse ressentir que je viens par ce moyen adresser mes remerciements les plus chauds et offrir ma gratitude à la personne qui, au lieu de regrets et de souffrances morales, a fait que dans mon âme sont le plus grand des bonheurs et la plus grande des joies.

« Je veux parler du Conseiller J. A. Quintella et de son remède, la Badiane Phosphatée de Sued, uniques facteurs à qui je dois, comme je l'ai dit, la joie de pouvoir encore embrasser aujourd'hui ma chère fille.

« Pour cela même je conseille ici le miraculeux remède qui a produit une guérison si miraculeuse, et comme père je viens une fois de plus adresser à un si illustre médecin mes remerciements et l'assurer de mon éternelle reconnaissance.

« EDUARDO RODRIGUES D'AZEVEDO.

« Logar do Couto, 19 B (Paranhos). »

32e CAS

GUÉRISON DE LA TUBERCULOSE AU 3e DEGRÉ

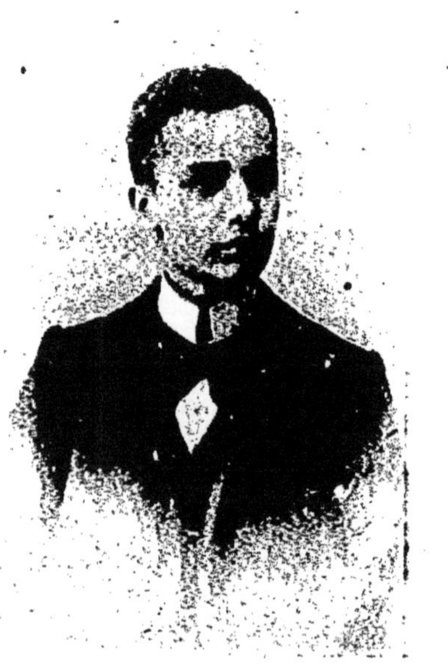

Avant le Traitement

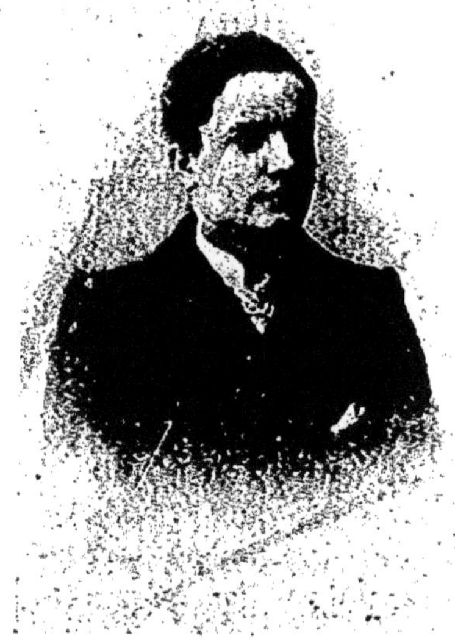

Après le Traitement

DIEU ET LE DOCTEUR QUINTELLA

« Quand on a le dessein, dans la mode actuelle, de dire du mal et de discréditer, il n'y a rien qui serve d'obstacle, rien qui montre ce que l'on ne veut pas voir et que la médisance est si sotte qu'elle fuit la lumière de la vérité pour pouvoir dans les ténèbres cracher l'infamie et l'affront.

« Que les aveugles volontaires voient et que ceux qui ne veulent pas lire lisent :

« Mon fils, Antoine-Napoléon, âgé de 17 ans, étant tombé malade d'une bronchite aigüe, je consultai les meilleurs médecins sans obtenir de résultat satisfaisant, bien qu'ayant épuisé toutes les formules que la science me conseillait.

« En désespoir de cause on l'envoya respirer un air meilleur, après un mois il en revint plutôt un cadavre encore chaud qu'un vivant. Il ne dormait pas, ne mangeait pas; il avait une toux horrible avec des vomissements et une abondante expectoration, des douleurs dans l'estomac, des sueurs, des hémoptysies, enfin il était dans un état déplorable.

« Désespéré de ne pouvoir le sauver, et sur le conseil d'un ami, je consultai enfin le Docteur Quintella, qui le déclara tuberculeux au 3e degré, et qui ne comptait même pas le sauver, tant il était faible.

« Commençant le traitement par la Badiane, ce fut alors que moi et tous nous vîmes s'opérer le miracle, car de jour en jour l'amélioration progressait visiblement.

« Il y a de cela 10 mois, et aujourd'hui mon fils est complètement guéri, quoique dans la période de sa maladie il ait eu une pneumonie et une angine que le même docteur Quintella a su combattre.

« Je le remercie avec la plus grande reconnaissance et gratitude, comme l'unique sauveur de mon fils après Dieu, pour les soins vraiment paternels qu'il lui a donnés pendant cette terrible maladie.

« Je n'oublie pas non plus toutes les personnes qui se sont intéressées à son rétablissement, et spécialement mon ami dévoué M. Raoul de Seguier Pereira.

« Pour finir, j'invite les médecins incrédules au sujet de la Badiane à venir examiner mon fils, qui a gardé dans le poumon droit une caverne cicatrisée qui mérite d'être observée.

« M. J. da Costa Gonçalves.

« Porto, 16 mars 1902. — Rue do Almada, 547. »

33e CAS

REMERCIEMENT

« J'ai le devoir de venir remercier publiquement le Docteur J. L. Alves Quintella pour la cure radicale qu'il a opérée sur moi, grâce à l'usage de sa Badiane, remerciement que déjà je lui ai fait particulièrement, mais que je ne peux pas me dispenser de rendre public, parce que les cures de cette nature ne peuvent pas manquer d'être divulguées et connues.

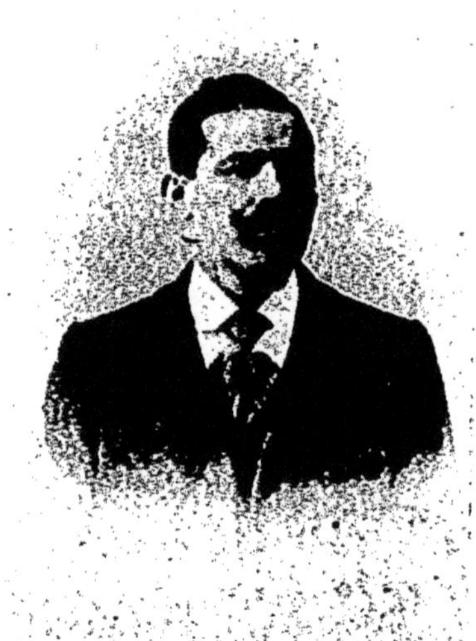

Antonio Rodrigues Guimaraes

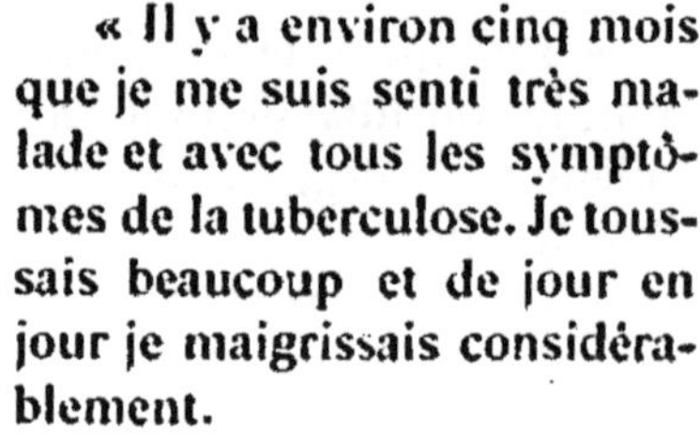

« Il y a environ cinq mois que je me suis senti très malade et avec tous les symptômes de la tuberculose. Je toussais beaucoup et de jour en jour je maigrissais considérablement.

« L'appétit m'abandonna complètement, et quand je mangeais c'était un vrai sacrifice. Dernièrement je me trouvais tellement débilité et tellement abattu que je sentais un détachement énorme de la vie que je pensais perdre sans remède.

« J'ai eu alors le bonheur d'être conseillé par quelques amis d'aller consulter le Docteur Quintella, ce que j'ai fait le 14 janvier dernier.

« Conseils bénis et date bénie!

« A partir de ce jour j'ai commencé à recouvrer lentement la santé, de telle façon que je suis revenu au travail que j'avais abandonné, me sentant aujourd'hui en parfaite santé et fort.

« Des faits de cette nature ne doivent pas être oubliés, et c'est pour cela que j'ai pris la liberté de rendre publique ma guérison; ce serait aussi mon désir que cette notice arrivât à la connaissance de tous les malheureux qui souffrent comme j'ai souffert, parce qu'ainsi ils sauraient trouver le véritable remède de cette terrible maladie, et ils verraient se terminer leur martyre.

« Antonio Rodrigues Guimaraes.

« Porto, 4 avril 1902. — Rue Firmesa, 114. »

34e CAS

LA BADIANE PHOSPHATÉE DE SUED & LA CURE DE LA TUBERCULOSE

« C'est sans suggestion de personne, mais uniquement mû par l'intérêt de joindre mon témoignage à celui d'autres personnes que je viens aujourd'hui devant le public déclarer que je dois l'existence de mon fils Fernand, âgé de dix-sept ans, à l'usage de la Badiane phosphatée de Sued, spécifique du Conseiller Dr Jose Luciano Alves Quintella.

« Mon fils dont je parle étant jugé perdu et ne devant vivre que quelques mois par divers médecins, parmi lesquels il y en a un de grande renommée et qui est un professeur très considéré (et dont je ne ferais pas difficulté de donner les noms à tout médecin), je résolus, désespérant de le sauver, d'accéder pour la décharge de ma conscience, aux indications d'amis, et de le confier aux soins du Conseiller Dr Quintella.

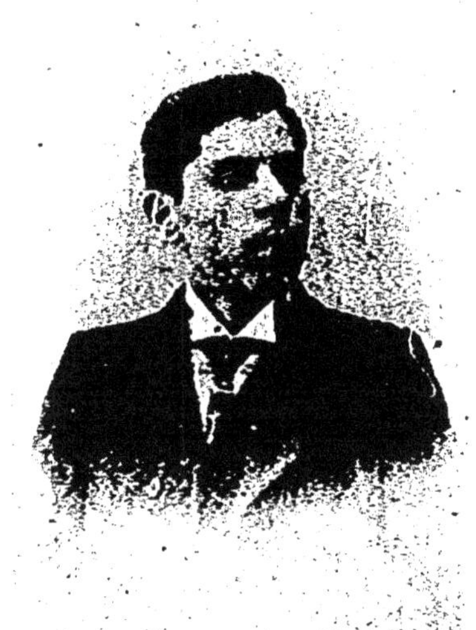

Francisco Antonio de Amaral

« Ce distingué praticien, après le premier examen auquel il soumit mon fils, confirma le diagnostic de ses illustres collègues, déclarant qu'en effet son état était désespéré, et il me conseilla d'essayer sa Badiane phosphatée, remède que mon fils commença à prendre.

« Et, à mon grand étonnement, après peu de temps, l'amélioration commença déjà à se faire sentir et continua de manière qu'aujourd'hui il est vigoureux et complètement rétabli des souffrances horribles de la tuberculose qui, jour par jour, lui rongeaient l'existence.

« En présence d'une si merveilleuse guérison, je ne peux pas me dispenser de conseiller à ceux qui souffrent de la maladie qui a torturé mon fils de ne pas donner crédit à des tromperies qui courent partout et de prendre la Badiane, parce que c'est avec son usage que j'ai pu éviter la mort et assurer la santé de mon désespéré fils.

« Au Conseiller Dr Quintella, son illustre sauveur, je demande de m'excuser de ce discours, qui a deux fins : payer mon éternelle gratitude à Son Excellence, à qui je dois la vie de mon Fernand, et faire connaître une guérison merveilleuse, réalisée avec la Badiane, grâce à l'usage de laquelle quelques dizaines d'individus bénissent aujourd'hui le nom de Son Excellence, qui, grâce à Dieu, sera bientôt acclamé comme un des plus grands bienfaiteurs de l'humanité.

« FRANCISCO ANTONIO DE AMARAL.

« Porto et maison de la rue de Costa Cabral, n° 26. — 24 mars 1902. »

(Suit la légalisation.)

NOTA

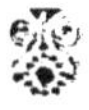

Nous possédons tous ces documents dûment légalisés. Nous avons aujourd'hui beaucoup d'autres malades en traitement par la Badiane phosphatée, et nous pouvons assurer que tous vont bien, et que beaucoup sont déjà en convalescence; mais nous sommes obligés d'arrêter ici le nombre de nos observations cliniques, parce qu'il nous faut donner cet ouvrage à l'impression; nous comptons cependant faire une importante énumération de nouveaux cas, suivant que nous aurons l'occasion d'étendre l'application de la Badiane à des maladies très différentes, dans lesquelles se puisse montrer son incomparable puissance microbicide.

APPRÉCIATIONS DE LA PRESSE

Combat contre la Mort

Dans un acharné combat contre la mort, sans épargner ses efforts et son travail, le médecin connu Portugais, M. le Conseiller Jose Luciano Alves Quintella, vient faire sensation devant le public par son application de la Badiane phosphatée de Sued, composée par lui.

Heureusement, le médecin de talent portugais a vu ses efforts couronnés de succès, attendu qu'il compte déjà de nombreux malades guéris, et en a, rien que dans cette ville, environ deux cents en voie de rétablissement.

Très nombreuses sont les déclarations jusqu'ici recueillies de malades qui se trouvent améliorés, et de beaucoup d'autres qui se trouvent guéris, déclarations dont beaucoup présentent la forme de manifestations de reconnaissance pour les bienfaits reçus par l'usage de ce médicament. Les journaux de Porto et de Lisbonne insèrent constamment ces déclarations dûment authentiquées.

Nous nous félicitons grandement de tout ce qui peut diminuer la mortalité causée par la terrible maladie, et nous estimerons bien que de notre pays parte un effort qui, honorant la science, honore aussi le nom portugais.

(Appréciation de la *Voz Publica* du 26 octobre 1901.)

BADIANE PHOSPHATÉE DE SUED

Notre cher collègue du *Commercio de Porto* a apprécié hier, dans les termes suivants, cette efficace préparation de M. le Conseiller Quintella :

« L'application de la Badiane phosphatée de Sued, suivant la formule de M. le Conseiller José Luciano Alvez Quintella, a fait sensation et a excité l'intérêt du public.

« Très nombreuses sont les déclarations jusqu'à présent recueillies de malades qui se trouvent améliorés et de beaucoup d'autres qui se déclarent guéris, déclarations dont beaucoup présentent la forme de manifestations de reconnaissance pour les bienfaits reçus par l'usage de ce médicament. Les journaux de Porto et de Lisbonne insèrent constamment ces déclarations dûment authentiquées.

« Le célèbre médecin Portugais a vu ses efforts et son travail couronnés de succès, il compte déjà une longue liste de malades guéris, et a seulement à Porto environ 200 malades qu'il considère comme en voie de rétablissement.

« Nous nous félicitons grandement de tout ce qui peut diminuer la mortalité causée par la terrible maladie, et nous estimerons bien que de notre pays parte un effort qui, en honorant la science, honore aussi le nom portugais. »

(Publié dans le *Primeiro de Janeiro* du 26 octobre 1901.)

Sans manquer d'avoir la plus grande considération pour les attestations des médecins qui ont coutume de déclarer la valeur de quelque médicament, nous ne devons pas manquer non plus de déclarer ici que, jusqu'à ce jour, nous n'avons pas encore demandé un seul document de cette nature pour constater l'efficacité de la Badiane phosphatée de Sued, nous bornant simplement au témoignage et aux communiqués des malades et aux résultats de notre expérience, ceci parce que la Badiane n'est connue dans la clinique médicale que depuis peu de temps.

Toutefois, nous présenterons quelques passages de la correspondance que fréquemment nous avons eue avec de très distingués et loyaux collègues, détachés de toute passion de classe, et qui, seulement inspirés par l'amour de la science, cherchent à connaître la vérité. Parmi ceux-là, nous citons avec le plus grand respect, les noms des distingués médecins : Dr Manœl Alves Ferreira, médecin à Celorico de Basto, Dr Luiz Pires Patricio, à Pinhel et Dr Pedro de Campos, à Fundão.

Le premier dit :

« Pour l'instant je me bornerai à dire que la malade a éprouvé un mieux considérable, aussi bien dans l'appareil respiratoire que dans son état général, et que si les choses continuent ainsi sans incident qui contrarie leur marche, il y a des espérances bien fondées que nous obtenions une cure complète, bien que tardive... »

Le second dit :

« Il y a cinq jours que ma femme a terminé le second flacon

de votre magnifique badiane. Elle est incomparablement mieux, elle s'est nourrie suffisamment et l'amplitude respiratoire est actuellement plus grande. Quoique l'état général soit encore assez faible, on ne peut pas manquer de reconnaitre toutefois qu'elle est sensiblement mieux. »

M. le Dr Pedro de Campos, au sujet d'une malade en traitement par la badiane phosphatée, et à la fin de l'usage du second flacon, nous envoie la relation suivante :

« M. J., âgée de 19 ans. Tempérament mixte, et complètement développée de 16 à 17 ans. Parents vivants, robustes et sains. Absence d'antécédents héréditaires quant à la tuberculose. Elle a été robuste et en bonne santé jusqu'à 18 ans. A cette époque, au moment de sa menstruation, elle a souffert un refroidissement intense, auquel ont succédé de suite des douleurs dans la poitrine et de la toux qui, peu à peu, est devenue très pénible. Quarante-sept jours après sont apparues des hémoptysies abondantes, et c'est alors que je fus appelé pour voir la malade. En vue de cela, je crus d'abord à une simple élimination de sang, à cause de la suspension des règles, qui n'avaient pas reparu ; mais après quelques jours d'observation, je diagnostiquai une tuberculose pulmonaire, que l'analyse bactériologique confirma.

Dès lors, en outre du grand air, du repos, du soleil, d'une alimentation légère que je fournis moi-même, et de toute l'hygiène compatible avec mes efforts et les meilleures volontés d'une malade pauvre, mais intelligente et voulant vivre, elle prit de l'arsenic, diverses huiles de foie de morue, de la créosote, etc... sans que dans son état il y eût des modifications favorables ; au contraire, de temps à autre apparaissaient des phénomènes congestifs, qui, produisant des douleurs et une exacerbation de tous les symptômes objectifs, augmentaient le champ de l'invasion tuberculeuse primitive, qui se limitait au sommet du poumon droit et qui à la fin comprenait le lobe supérieur, en avant et en arrière, et près du lobe moyen.

Vint la Badiane, qui a été prise avec régularité. Les phénomènes congestifs ne revinrent plus aggraver les symptômes pulmonaires qui se conservent aujourd'hui comme au premier jour du traitement. La menstruation est reparue après onze jours. La fièvre a diminué (avant la Badiane, 38°7, de cinq heures du soir à deux heures du matin, finissant par des sueurs copieuses ; après la Badiane, 37°6, de six heures et demie à onze heures du soir, sans actuellement de sueurs). L'appétit a augmenté, le teint pâle de la malade s'est un peu modifié, et la nutrition s'est améliorée (du 10 décembre au 30 janvier, il y a eu une augmentation de poids de 1k325).

Il est donc évident qu'il y a de l'amélioration, elle n'est pourtant pas grande, car l'examen objectif du poumon montre que ses lésions, si elles n'ont pas augmenté, n'ont pas diminué non plus.

Toutefois, qu'il me soit permis dès maintenant de noter, sans réserves, c'est clair, les bienfaits suivants de la Badiane : 1° Elle décongestionne le poumon, régularisant sa circulation; 2° elle agit favorablement sur la fièvre et les sueurs; 3° elle augmente l'appétit; 4° elle agit sur la menstruation.

Quel est le mécanisme de ces actions? Je ne sais; et tant d'hypothèses me viennent à l'esprit que je ne sais pas encore à laquelle je me fixerai.

J'étudierai le cas, et je vous dirai ensuite, car si je me trouve bien de la Badiane, j'ai l'intention de vous envoyer une relation détaillée.

Nous venons déclarer que, jusqu'à la date de notre première correspondance, nous ne connaissions aucunement ces distingués médecins, à qui nous réservons notre plus cordial et plus profond respect. Beaucoup d'autres de nos collègues se sont adressés à nous, étant aussi en expériences cliniques avec ce nouveau médicament, et nous attendons d'eux une loyale et indépendante opinion, que le peu de temps de leurs expériences ne leur permet pas encore de se former.

Par conséquent, dans la pleine tranquillité de notre conscience, nous supposons que dans l'humilité de nos études, nous avons obtenu quelque chose de bon et d'utile pour le profit de l'humanité.

Graphique n° 1

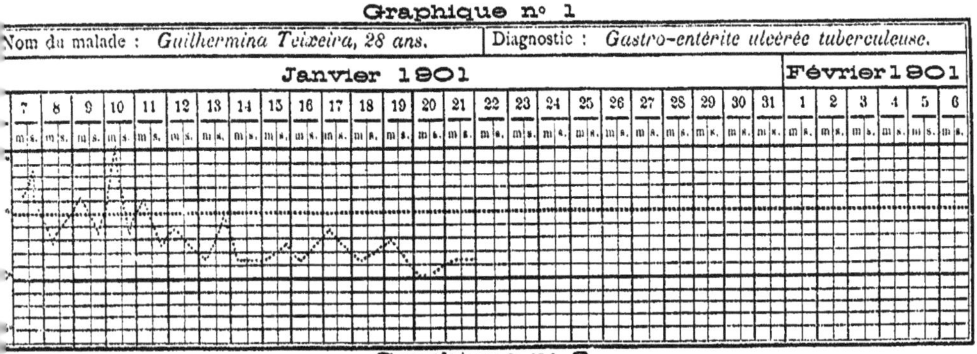

Nom du malade : *Guilhermina Teixeira, 28 ans.*	Diagnostic : *Gastro-entérite ulcérée tuberculeuse.*

Janvier 1901																									Février 1901					
7	8	9	10	11	12	13	14	15	16	17	18	19	20	21	22	23	24	25	26	27	28	29	30	31	1	2	3	4	5	6
m. s.	m. s.	m. s.	m. s.	m. s.	m. s.	m. s.	m. s.	m. s.	m. s.	m. s.	m. s.	m. s.	m. s.	m. s.	m. s.	m. s.	m. s.	m. s.	m. s.	m. s.	m. s.	m. s.	m. s.	m. s.	m. s.	m. s.	m. s.	m. s.	m. s.	m. s.

Graphique n° 2

Nom du malade : *Maria José, 30 ans.*	Diagnostic : *Tuberculose pulmonaire, 2e degré.*

Mars 1901				Avril 1901																										
28	29	30	31	1	2	3	4	5	6	7	8	9	10	11	12	13	14	15	16	17	18	19	20	21	22	23	24	25	26	27
m. s.	m. s.	m. s.	m. s.	m. s.	m. s.	m. s.	m. s.	m. s.	m. s.	m. s.	m. s.	m. s.	m. s.	m. s.	m. s.	m. s.	m. s.	m. s.	m. s.	m. s.	m. s.	m. s.	m. s.	m. s.	m. s.	m. s.	m. s.	m. s.	m. s.	m. s.

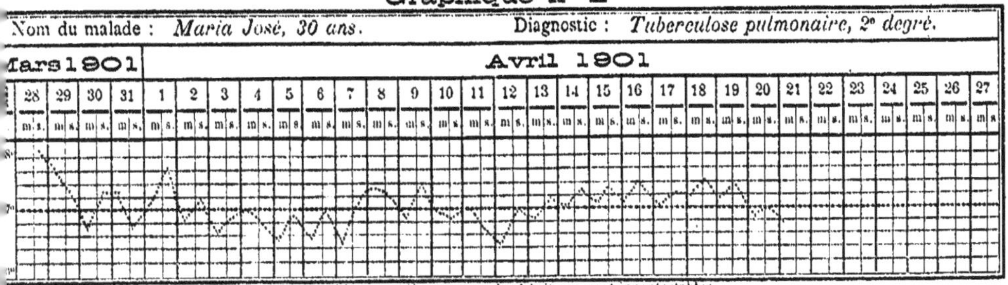

Ces graphiques copiés sur ceux des hôpitaux, sont incontestables.

La ligne pointillée indique la ligne de fièvre.

Graphique n° 3

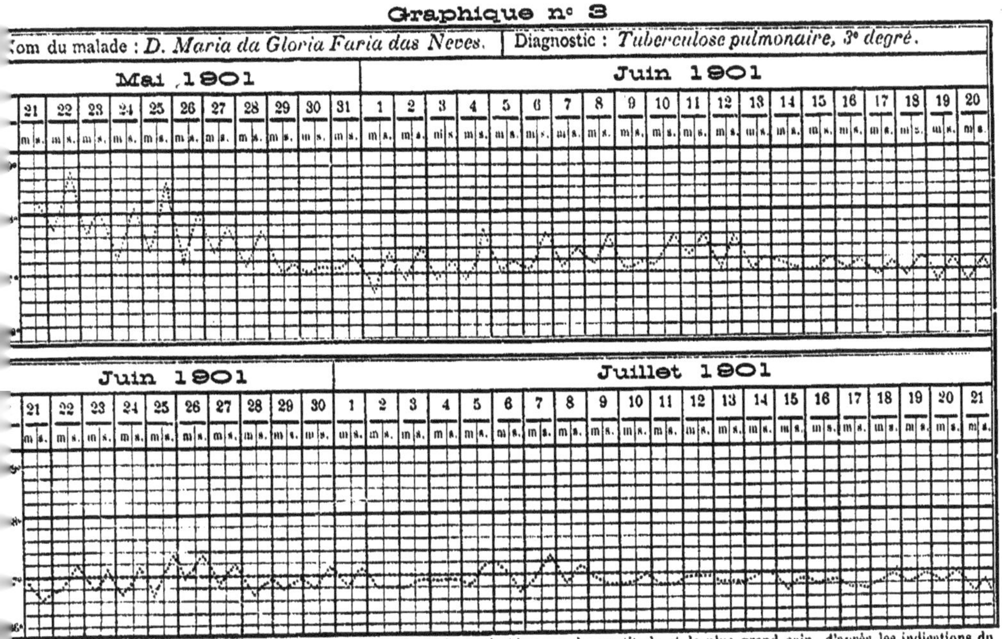

:om du malade : *D. Maria da Gloria Faria das Neves.* | Diagnostic : *Tuberculose pulmonaire, 3e degré.*

Mai 1901 — Juin 1901

21 22 23 24 25 26 27 28 29 30 31 1 2 3 4 5 6 7 8 9 10 11 12 13 14 15 16 17 18 19 20

Juin 1901 — Juillet 1901

21 22 23 24 25 26 27 28 29 30 1 2 3 4 5 6 7 8 9 10 11 12 13 14 15 16 17 18 19 20 21

Je confirme et je certifie le graphique ci-dessus, tracé par moi avec la plus grande exactitude et le plus grand soin, d'après les indications du édecin, pendant le temps que mon épouse D. Maria da Gloria Faria das Neves a été en traitement par la ***Bediane Phosphatée de Sued***, du 21 Mai au Août 1901. — Porto, 30 Janvier 1902. — *Antonio Pinto das Neves.*

(Suit la reconnaissance du notaire adjoint Alexandre da Silva Moutinho).

191

Du même Inventeur que le **Dépurateur Harva**

Badiane Phosphatée de Sued :

LIQUEUR DÉPURATIVE VÉGÉTALE

IODÉE

de Salsepareille, Thuya et Caroba

DU DOCTEUR

J. L. ALVES QUINTELLA

Classée avec le Diplôme de Mention honorable par le Jury de Chimie et de Pharmacie a l'Exposition Industrielle Portugaise de 1887

avec le Diplôme et la Médaille de Bronze à l'Exposition Universelle de Paris de 1889

avec la Médaille de cuivre à l'Exposition Universelle Portugaise de 1897

et avec la Mention Honorable à l'Exposition Universelle de Paris de 1900.

Approuvée par la Direction Générale de Santé Publique des États-Unis du Brésil, sous le nº 157.

Ce dépuratif est excellent dans le traitement de toutes les manifestations des maladies diathésiques, syphilitiques, scrofuleuses, rhumatismales, et de la peau. On trouve de nombreux documents dans la brochure spéciale qui accompagne les flacons, et que l'on donne à qui la demande au Dépôt général :

62, Rue Saint-Lazare, à Paris.

L'Émancipatrice, 3, rue de Pondichéry, Paris. — 905-06.

www.ingramcontent.com/pod-product-compliance
Ingram Content Group UK Ltd.
Pitfield, Milton Keynes, MK11 3LW, UK
UKHW022133190726
13855UKWH00003B/1132

9 782013 538930